［編集］
学会認定・臨床輸血看護師制度カリキュラム委員会

看護師のための
臨床輸血

学会認定・
臨床輸血看護師
テキスト

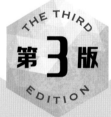

THE THIRD

第3版

EDITION

中外医学社

編集代表

牧 野 茂 義　　東京都赤十字血液センター所長
　　　　　　　　学会認定・臨床輸血看護師制度審議会 会長

執筆者一覧（執筆順）

大 戸　　斉　　福島県立医科大学 総括副学長
　　　　　　　　学会認定・臨床輸血看護師制度協議会 会長

坂 口 嘉 郎　　佐賀大学医学部麻酔・蘇生学 教授
　　　　　　　　学会認定・臨床輸血看護師制度協議会 委員（日本麻酔科学会代表）

高 見 昭 良　　愛知医科大学内科学講座血液内科 教授
　　　　　　　　学会認定・臨床輸血看護師制度協議会 委員（日本血液学会代表）

香 取 信 之　　東京慈恵会医科大学麻酔科学講座 准教授

橘　　大 介　　大阪公立大学大学院医学研究科女性生涯医学 教授

梶 原 道 子　　東京医科歯科大学病院 輸血・細胞治療センター 副センター長・講師
　　　　　　　　学会認定・臨床輸血看護師制度 試験委員会 委員長

松 川 恵梨子　　磐田市立総合病院看護部
　　　　　　　　学会認定・臨床輸血看護師制度 カリキュラム委員会 委員

梅 木 智 美　　聖マリア病院看護部
　　　　　　　　学会認定・臨床輸血看護師制度 カリキュラム委員会 委員

北 澤 淳 一　　青森県立中央病院新興感染症対策推進監/臨床検査部長
　　　　　　　　学会認定・臨床輸血看護師制度 カリキュラム委員会 委員長

塗 谷 智 子　　青森県立中央病院看護部
　　　　　　　　学会認定・臨床輸血看護師制度 カリキュラム委員会 委員

高 橋 理 栄　　NTT 東日本札幌病院看護部
　　　　　　　　学会認定・臨床輸血看護師制度 カリキュラム委員会 委員

河 野 武 弘　　大阪医科薬科大学病院輸血室 室長・准教授
　　　　　　　　学会認定・臨床輸血看護師制度 施設認定委員会 委員長

阿 部 智 美　　九州大学病院看護部
　　　　　　　　学会認定・臨床輸血看護師制度 カリキュラム委員会 委員

片 野 めぐみ　　塙厚生病院医療安全管理室
　　　　　　　　学会認定・臨床輸血看護師制度 カリキュラム委員会 委員

平安山 知 子　　九州大学病院遺伝子・細胞療法部 助教
　　　　　　　　学会認定・臨床輸血看護師制度 カリキュラム委員会 委員

はじめに

　このテキストは，学会認定・臨床輸血看護師制度の試験受験者を対象に行われた講習会の内容を講演者の了解のもとに編集して単行本にしたものです．今回の改訂第3版では「多職種連携による輸血療法」を追加しました．

　この本は試験を受験する皆さんが講習会でテキストとして使うだけでなく，将来資格の取得を希望される方や臨床輸血の知識を自習したいと思っている皆さんにも役立つものとなっています．

　日本輸血・細胞治療学会の安全委員会・輸血用語集タスクフォースは，「輸血副作用」を「輸血副反応」に変更すると発表しました．「副作用」は，目的とした作用以外の作用と定義され（例: 薬疹など），「副反応」は，主要な反応以外の反応と定義され，予想されていることが多いです（例: ワクチン接種部位の腫脹など）．今後，本学会から公表される出版物，学術集会の抄録や発表，学会誌への投稿論文などの記述に関しては，本変更に準じることに合わせて，このテキストにおいても「輸血副反応」に統一します．

この本の特徴と使い方

1. この本はあなたの書き込みによって完成します

　この本は過去の講習会で講演された内容をまとめたものです．次の講習会で新たに話されるトピックスや up-to-date な内容は，あなた自身がこの本に書き込みましょう．そのためのスペースを設けてあります．

　血液製剤や輸血療法に関して，改訂事項があれば，日本輸血・細胞治療学会のホームページにその内容を掲載します．参考にしてください．

　この本では足りない部分や興味を持った事柄があれば，指定の参考図書を使って調べましょう．なお，指定参考図書については第15章に記してあります．

2. この本には読者の理解を助ける工夫があります

① プレゼンテーション形式の図表（パネル）を文章と組み合わせて，見やすく配置しました．

② 参考 の指示は，この本の中で参考になる章や資料を示しています．

③ 注意 の指示は，誤りやすいことや問題となりやすい点を示しています．

④ 重要 の指示は，ぜひ覚えておきたい重要な点を示しています．

⑤ 自習 の指示は，試験等に備えて自分でまとめておくとよい点を示しています．

⑥ 講習会当日に示される新しい内容などを書き込むメモ欄を設けました．

⑦ 輸血臨床でしばしば問題となる事項を「輸血Q＆A」として第14章にまとめてありますのでご活用ください．

目 次

7　小児科領域の輸血療法　〈梶原道子〉 68

11　輸血副反応とその対策 〈牧野茂義〉 109

12　輸血検査 〈北澤淳一〉 120

13	輸血に関わる法制度，倫理等	〈河野武弘〉 130

14	輸血 Q & A	〈阿部智美・片野めぐみ・平安山知子〉 135

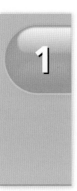

1 学会認定・臨床輸血看護師制度 導入の趣旨

　輸血は移植の一種であり，輸血治療を行うには知識と判断力が要求される．特に患者に最も近いところで臨床輸血に関与する看護師には，輸血に関する正しい知識と看護能力が求められている．これを備えた看護師が，医師，臨床検査技師と一体になることで輸血の安全性は飛躍的に向上する（パネル 1.1）．そこで，臨床輸血に精通し安全な輸血に寄与することのできる看護師の育成を目的として，日本輸血・細胞治療学会は日本血液学会，日本外科学会，日本産科婦人科学会，日本麻酔科学会（順不同）の協力および日本看護協会の推薦を得て，平成 22 年 5 月，学会認定・臨床輸血看護師制度を導入した（パネル 1.2）．

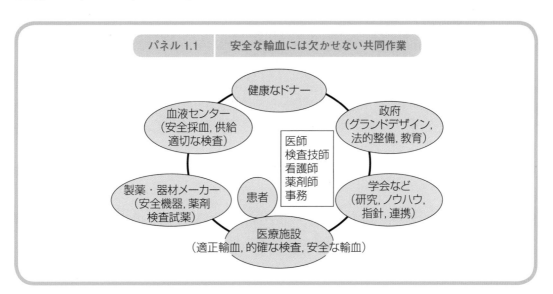

パネル 1.1　　安全な輸血には欠かせない共同作業

健康なドナー

血液センター
（安全採血，供給
適切な検査）

政府
（グランドデザイン，
法的整備，教育）

製薬・器材メーカー
（安全機器，薬剤
検査試薬）

医師
検査技師
看護師
薬剤師
事務

患者

学会など
（研究，ノウハウ，
指針，連携）

医療施設
（適正輸血，的確な検査，安全な輸血）

パネル 1.2　　学会認定・臨床輸血看護師制度

〔2010 年（平成 22 年）から認定開始〕

① 目的　　臨床輸血に精通し，
　　　　　安全な輸血に寄与することのできる看護師の育成
② 協力　　日本輸血・細胞治療学会，日本血液学会，日本外科学会，
　　　　　日本産科婦人科学会，日本麻酔科学会（5 学会で協議会設置）
③ 推薦　　日本看護協会

医師＋検査技師＋看護師の統合した輸血医療の構築にむけて制定された学会認定制度には，「学会認定医制度」，「認定輸血検査技師制度」，「学会認定・自己血輸血看護師制度」，「学会認定・アフェレーシスナース制度」，「学会認定・臨床輸血看護師制度」がある．看護師を対象とした3つの制度は対等であり，学会認定・自己血輸血看護師（学会認定・自己血輸血医師看護師制度）は自己血輸血の実践を行い，アフェレーシスナースは自己，血縁および非血縁ドナー（骨髄バンク）からの末梢血造血幹細胞採取に関与する．そして，学会認定・臨床輸血看護師は他の輸血関連職スタッフと協力して，安全な輸血臨床の実践に寄与する（パネル1.3）．

パネル 1.3	学会認定・輸血関連看護師制度

医師＋検査技師＋看護師の統合した輸血医療の構築へ

■学会認定・自己血輸血看護師（学会認定・自己血輸血医師看護師制度）
　　安全な自己血輸血の実践
■学会認定・アフェレーシスナース
　　自己，血縁および非血縁ドナー（骨髄バンクを含む）からの末梢血造血
　　幹細胞採取
■学会認定・臨床輸血看護師
　　安全で適切な輸血臨床の実践，他の輸血関連スタッフとの連係

　学会認定・臨床輸血看護師の認定を受けるためには，規定の資格を満たした者が書類等を日本輸血・細胞治療学会に申請，資格審査後→事前講習会を受講して→筆記試験を受験→筆記試験合格後→指定研修施設での研修を修了する必要がある．本書は学会認定・臨床輸血看護師を目指す者が，事前講習会と筆記試験で使用するテキストである．

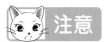 **注意** 規約と申請の手引きは，改正されることもあるので，申請時には最新の規約と申請の手引きをご覧いただきたい（日本輸血・細胞治療学会ホームページ．〈http://yuketsu.jstmct.or.jp/「認定制度」〉）．

〈大戸 斉〉

メモ	タイトル	年. 月. 日	重要度

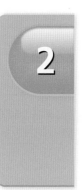

2 血液製剤の管理と使用指針　総論

　血液製剤とはヒトの血液を原料として製造される医薬品で，輸血用血液製剤と血漿分画製剤に分けられる．前者には全血，およびそれを分離・調製するなどして得られる赤血球，血小板，血漿の各製剤がある．後者は血漿から精製して得られる治療に必要な血漿タンパク質分画である．

1 輸血用血液製剤　(パネル 2.1)

1.1 赤血球製剤の概要

　全血製剤と成分製剤（人赤血球液，洗浄人赤血球液，解凍人赤血球液，合成血液）があり，それぞれに輸血後移植片対宿主病（輸血後 GVHD）予防のための放射線照射血がある．2007 年以降白血球除去が行われており販売名には LR（leucocyte reduced）がつけられている．例えば，照射赤血球液-LR「日赤」である．略称は Ir-RBC-LR で，そのあとに量を示す 1 または 2 の数字がつく．Ir は放射線照射済製剤を意味する．

パネル 2.1	赤血球製剤

（1）人全血液
販売名: 人全血液-LR「日赤」，略称: WB-LR
WB-LR-1 はヒト血液 200 mL に血液保存液（CPD 液）を 28 mL の割合で混合し白血球を除去したもので，有効期間は 2〜6℃保存で 28 日間である．
WB-LR-2 は血液 400 mL に由来する血液量 1 袋.

（2）人赤血球液
販売名: 赤血球液-LR「日赤」，略称: RBC-LR
RBC-LR-1 はヒト 200 mL 由来全血から白血球，血漿を除き，血液保存液（MAP 液）で最終量を約 140 mL としたものである．有効期間は 3 週間である．
RBC-LR-2 は血液 400 mL に由来する赤血球 1 袋.

（3）洗浄人赤血球液
（4）解凍人赤血球液
（5）合成血液

（1）人全血液　販売名: 人全血液-LR「日赤」，略称: WB-LR

WB（whole blood）-LR-1 は，血液保存液（CPD 液）28 mL の入った血液バッグに血液 200 mL を採取混合し白血球を除去したもので，有効期間は 2〜6℃保存で 3 週間である．近年は成分輸血による補充療法が主であるため供給量は極めて僅かである．使用目的は赤血球機能の補充である．保存期間や輸血量を考慮すると，本製剤を血小板や凝固因子を補充する目的で使用する意義はほとんどない．

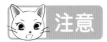院内製剤の自己血も全血である．アデニンを加えた CPDA-1 自己血の保存液では保存期間は 5 週間，MAP 保存液を用いた自己血では 6 週間である．

（2）人赤血球液　販売名: 赤血球液-LR「日赤」，略称: RBC-LR

RBC（red blood cells）-LR-1 は，200 mL 由来全血から白血球をフィルターで除き，血漿を遠心分離して別に確保した後，血液保存 MAP 液を約 46 mL 加えたもので，最終ヘマトクリット値（Ht）は約 53％である．現在，赤血球製剤の 99％以上は本製剤である．6 週間保存可能な血液製剤として 1992 年に導入されたが，低温でも増殖し得るエルシニア菌の問題から 2023 年より有効期間は 28 日間となっている．

（3）洗浄人赤血球液　販売名: 洗浄赤血球液-LR「日赤」，略称: WRC-LR

WRC（washed red cells）-LR-1 は，200 mL 由来全血から白血球・血漿を除き，生理食塩液で洗浄し同液約 45 mL を加えたものである．保管は 2〜6℃で，製造後 48 時間以内に使用する．使用目的は血漿成分による輸血副反応の回避である．人赤血球液でも残存血漿量は少ないが，さらに除去が必要な場合，例えば血漿中の IgA でアナフィラキシー・ショックを起こす IgA 欠損症患者などに用いる．

洗浄人赤血球液の適応となるのは IgA 欠損症以外，どのような病態か考えてみよう．

（4）解凍人赤血球液　販売名: 解凍赤血球液-LR「日赤」，略称: FTRC-LR

FTRC（frozen thawed red cells）-LR-1 は，200 mL 由来全血から白血球・血漿を除き，凍害保護液を加えてマイナス 65℃以下で凍結保存してある冷凍血を 37℃で解凍し，凍害保護液を洗浄除去し，MAP 液を約 46 mL 混和したものである．保管は 2〜6℃で，製造後 4 日以内に用いる．冷凍血としての保存期間は 10 年である．

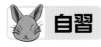解凍人赤血球液の適応となるのはどのような病態か考えてみよう．

（5）合成血液　販売名: 合成血液-LR「日赤」，略称: BET-LR

BET（blood for exchange transfusion）-LR-1 は，200 mL 由来 O 型赤血球液を洗浄した赤血球層に白血球除去 AB 型血漿 60 mL を加えたもので，ABO 血液型不適合新生児溶血性疾患の交換輸血に使

用される．保管温度は 2〜6℃ で製造後 48 時間以内に使用する．

ABO，および Rh 血液型不適合妊娠による新生児溶血性疾患の病態を復習し，交換輸血の適用，目的，使用する血液製剤などについてまとめてみよう．

メモ	タイトル	年. 月. 日	重要度

1.2　血漿製剤 （パネル 2.2）

（1）新鮮凍結血漿の概要

販売名: 新鮮凍結血漿-LR「日赤」120（240，480），略称 FFP-LR120（240，480）

FFP（fresh frozen plasma）には，全血由来の製剤とアフェレーシスによる成分献血由来製剤とがある．前者は WB-LR-1（2）から血漿を 120（240）mL 分離し，8 時間以内にマイナス 20℃ 以下で凍結保存した製剤である．有効期間は 1 年であるがウィンドウ期献血のウイルス感染の可能性を考慮して，安全確認のため 6 カ月間の貯留期間の後に供給されている．後者は血液成分採血により，白血球の大部分を除去し採取した新鮮な血漿を凍結したもので，FFP-LR480 のみである．

パネル 2.2　新鮮凍結血漿（FFP）

新鮮凍結人血漿
販売名: 新鮮凍結血漿-LR「日赤」120（240，480），略称: FFP-LR120（240，480）.
血漿をマイナス 20℃ 以下で凍結保存した製剤である．
安全確認のため 6 カ月間の貯留期間を置き供給されている．
FFP-LR120 は 1 袋が 120 mL，FFP-LR240 は 1 袋が 240 mL，FFP-LR480 は
1 袋が 480 mL である．
放射線照射は行わない．
解凍はビニール袋に入れ 30〜37℃ で行う．
融解後は直ちに，通常の輸血セットで使用する．
直ちに使用できない場合は，2〜6℃ で保存し，融解後 24 時間以内に使用．

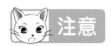 したがって，医療機関での期限は残り 6 カ月間である．

（2）新鮮凍結血漿の取り扱い上の注意点

　新鮮凍結血漿には不安定因子（第Ⅴ，第Ⅷ因子）を含め全ての血液凝固因子が含まれており，使用目的は凝固因子の補充である．リンパ球は僅かに含まれるが凍結によって細胞が損傷され増殖能は失われ，本製剤による輸血後 GVHD の報告もないことから，放射線照射製剤はない．

　凍結状態のバッグは破損しやすいので取り扱いに注意する．高い温度で融解するとタンパク変性により使用できなくなる．解凍はビニール袋に入れ 30～37℃で行い，直ちに<u>通常の輸血セットで使用する</u>．直ちに使用できない場合は，2～6℃で保存し，融解後 24 時間以内に使用する．低温で融解するとクリオプレシピテートが析出してしまう．アルブミンやグロブリンの濃度は血漿と同等であり，これらのレベルを上昇させることを目的に FFP を投与することはできない．

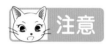 現在，輸血後 GVHD 予防のための放射線照射は赤血球製剤と血小板製剤に対して行われているが，新鮮凍結血漿には行われていない．

1.3　血小板製剤（パネル 2.3）

（1）血小板製剤の概要

　販売名: 濃厚血小板-LR「日赤」，略称: PC-LR-1（2，5，10，15，20）

　PC（platelet concentrate）は白血球を除いた血漿に浮遊した血小板濃厚液で，1 単位（約 20 mL）に含まれる血小板数は約 0.2×10 の 11 乗個である．1，2，5，10，15，20 単位製剤がある．20～24℃で振盪しながら保管し，採血後 4 日以内に使用する．輸血後 GVHD 予防のため照射が必要である．輸血

┌───┐

　　　　　　　　　パネル 2.3　　血小板製剤

（1）人血小板濃厚液
販売名: 濃厚血小板-LR「日赤」，略称: PC-LR
　　　　照射洗浄血小板-LR「日赤」，略称: Ir-WPC-LR
白血球を除いた血漿に浮遊した血小板で，1 単位（約 20 mL）に含まれる血小板数は 0.2×10 の 11 乗個以上である．1，2，5，10，15，20単位製剤がある．アフェレーシスで採取する．
20～24℃で振盪しながら保存し，採血後 4 日以内に使用する．輸血後GVHD 予防のため，放射線照射を行う．

（2）人血小板濃厚液 HLA
販売名: 濃厚血小板 HLA-LR「日赤」，略称: PC-HLA-LR
　　　　照射洗浄血小板 HLA-LR「日赤」，略称: Ir-WPC-HLA-LR
HLA 検査済みの登録ドナーからの献血．

└───┘

しても期待通りの効果が得られない血小板輸血不応状態が頻回輸血患者の10〜20％でみられる．発熱や感染などの非免疫学的機序が否定され，さらに患者血清中に HLA 抗体の存在が証明されれば，人血小板濃厚液 HLA（販売名: 濃厚血小板 HLA-LR「日赤」，略称: PC-HLA-LR）輸血を考慮する．

2016年6月に照射洗浄血小板が薬価収載された．上記の血小板濃厚液を血小板保存液で洗浄し血漿の大部分を除き，同液に浮遊させた製剤で以下の2つの状況において適応となっている．

① 薬剤等で予防できない副反応が2回以上（アナフィラキシーショックなど，重篤な場合は1回で）観察．

② やむなく異型 PC-HLA を輸血する場合（抗 A，抗 B 抗体価が 128 倍以上，低年齢の小児）．

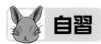
血小板輸血不応状態とは．また，その原因を免疫学的機序，非免疫学的機序に分けて，まとめておこう．

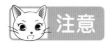
血小板には HLA クラス II は発現していないので，濃厚血小板 HLA-LR は患者と HLA クラス I が一致する登録ドナーからの献血である．

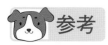
血小板輸血不応状態には HLA 抗体以外に血小板抗体が関与している場合もある．

2 血漿分画製剤 （パネル 2.4）

2.1　アルブミン製剤の概要

各種感染症検査基準をクリアし，6カ月以上貯留保管した原料血漿から Cohn（コーン: 人名）の低温エタノール分画法で精製されたものである．60℃10時間の液状加熱，有機溶媒/界面活性剤処

パネル 2.4　　アルブミン製剤

人血清アルブミン
一般的名称が人血清アルブミン．

各種病原体検査基準をクリアし6カ月貯留保管した原料血漿から，
コーンの低温エタノール分画法で精製され，液状加熱等の処理がされ
たものである．
製剤の有効期間は30℃以下の室温保管で2年間．

等張製剤
5％アルブミン製剤と4.4％加熱ヒト血漿タンパクがあり，循環血漿量
の是正に用いる．

高張製剤
20％あるいは25％の製剤があり，膠質浸透圧の維持に用いる．

理，pH 4 の条件下での液状インキュベーション処理の過程でウイルスは除去・不活化されている．製剤の有効期間は製造日より 2 年間である．等張製剤（5％アルブミン製剤，4.4％加熱ヒト血漿タンパク）は循環血漿量の是正に，高張製剤（20％，25％）は膠質浸透圧の維持用に用いる．国内献血由来の原料血漿を用いた製剤と輸入製剤（献血，非献血）があるが，安全性に違いはない．

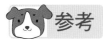参考　アルブミン製剤の使用状況と国内自給率

アルブミン製剤の国内自給率は 2000 年度には 30.1％であったものが，徐々に改善し 2007 年度には 62.8％に達した．ところが，2008 年度には 60.5％となり，その後は改善せず，2020 年度は 64.3％と低いままである．その理由の 1 つに，国産より輸入製剤の価格が安いという背景があった．

参考　血清アルブミンの働きは，膠質浸透圧の調節（アルブミン 1 g は約 20 mL の水分を保持する）だけではなく，以下に示す各物質との結合と運搬がある．

> 脂肪酸
> 二価金属イオン: Cu, Ca, Mg, Zn, Hg, Pb など
> 各種アミノ酸
> 各種ホルモン
> 色素: ビリルビンなど
> 各種薬物

なお，半減期は約 17〜23 日である．生体内貯蔵量は 4.6 g/kg.
体内の約 40％は血管内，約 60％は血管外に分布する．

メモ	タイトル	年. 月. 日	重要度

3 血液製剤の使用指針

3.1 赤血球製剤の使用指針 （適応の詳細は各章を参照）

① 目的: 組織や臓器への十分な酸素の供給

> 酸素供給量＝心拍出量×動脈血酸素含量
> 　　　　　心拍出量: 5 L/min
> 　　　　　動脈血酸素含量: $Hb×1.39×\%sat＋pO_2×0.003$

② トリガー Hb 値: 6～8 g/dL（慢性貧血, 急性出血, 周術期などでは患者の病態によるが, 通常 9 g/dL 以上では輸血しない. ただし, 輸血トリガー Hb 値を敗血症患者は 7 g/dL, 心疾患を有する患者手術は 8～10 g/dL, 人工心肺使用手術では 9～10 g/dL を強く推奨する.

③ 上昇予測値: 投与 Hb 量（g）/循環血液量（dL）（RBC-LR-1 中の Hb 量を 32 g とすると, 一般に 2 単位製剤の輸血で, 約 1.6 g/dL の上昇が期待できる）

④ 不適切な使用

　・終末期患者

⑤ 使用上の注意点

　1）使用法（輸血セットの使用: 急速大量輸血や新生児交換輸血等では加温が必要）

　2）感染症の伝播

　3）鉄の過剰負荷

　4）輸血後移植片対宿主病（PT-GVHD）の予防対策

　5）輸血関連循環過負荷（TACO）

　6）高カリウム血症

　7）溶血性副反応

　8）非溶血性副反応

　9）輸血と ABO 血液型, RhD 血液型（異型適合血）

　10）サイトメガロウイルス（CMV）抗体陰性赤血球液の適応

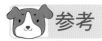 参考　CI（心係数）（L/min/m^2）＝CO（心拍出量）/BSA（体表面積）

3.2 新鮮凍結血漿の使用指針

① 目的: 欠乏している複数の凝固因子の同時補充による治療（特定の凝固因子の補充には, 血漿分画製剤, 代替医薬品を用いる）

② 使用指針

　②-1. 凝固因子の補充

　a）複合型凝固障害

　　・肝障害

・L-アスパラギナーゼ投与関連

・播種性血管内凝固（DIC）

・大量輸血時（生命予後を考慮し，FFP を 10〜15 mL/kg，または FFP/RBC 比率（単位）を 1/1〜2.5 で行う．産科的危機的出血などでは早期投与で予後の改善が期待できる．）

　b）濃縮製剤のない凝固因子欠乏症

　c）クマリン系薬剤（ワルファリンなど）効果の緊急補正

②-2.　血漿因子の補充

・血栓性血小板減少性紫斑病（TTP）

・溶血性尿毒症症候群（HUS）

③ 使用量: 8〜12 mL/kg（凝固因子活性の 20〜30% 上昇を目標に）

④ 血漿交換療法: 循環血漿量の 1〜1.5 倍/回（急性肝不全，TTP など）

⑤ トリガーとなる検査値（参考）

・PT（① INR≧2.0，ⅱ≦30%），APTT（①各医療機関の基準上限の 2 倍以上，ⅱ≦25%），フィブリノゲン値（①≦150 mg/dL，ⅱ 150 mg/dL 以下に進展する危険性）

⑥ 不適切な使用

・循環血漿量減少の改善と補充

・タンパク質源としての栄養補給

・創傷治癒の促進

・終末期患者への投与

・人工心肺使用時の出血予防

・重症感染症の治療

・予防的投与しがちな疾患

　　　　例）慢性肝疾患，肝硬変，重症熱傷，急性膵炎

⑦ 使用上の注意点

　1）使用法（ビニール袋に入れ，30〜37℃の恒温槽で融解し，直ちに輸血）

　2）感染症の伝播

　3）クエン酸中毒（低カルシウム血症）

　4）輸血関連循環過負荷（TACO）

　5）ナトリウム負荷

　6）非溶血性副反応

　7）ABO 血液型，RhD 血液型不適合輸血

3.3　血小板製剤の使用指針

① 目的・止血，出血予防（血小板減少，機能異常）

② 使用基準（詳細は「血液製剤の使用指針（2017 年)」を参照のこと）

　1）活動性出血（5 万/μL 以上に維持．ただし外傷性頭蓋内出血は 10 万/μL 以上に維持）

　2）外科手術，侵襲的処置

　　・術前，周術期（5 万/μL 以上に維持）

　　・複雑な心臓大血管手術，長時間人工心肺使用など（5〜10 万/μL を維持）

　　・頭蓋内手術など，局所止血困難手術（10 万/μL 以上を維持）

　　・中心静脈カテーテル挿入（2 万/μL 以上での実施を推奨）

　　・腰椎穿刺（5 万/μL 以上での実施を推奨）

　　・局所止血困難手技（抜歯: 1 万/μL 以上が目安．骨髄穿刺，消化器内視鏡生検，肝生検，硬膜外腔穿刺などは，エビデンス殆どなし）

　3）大量輸血時

　4）播種性血管内凝固（DIC）

　5）血液疾患

　6）血小板輸血不応状態

③ 上昇予測値: 輸血血小板総数/循環血液量（mL）×10^3×2/3 で求められる．1 単位（20 mL）中，0.2×10 の 11 乗個とすると，成人では 1 単位で約 3,200/μL の上昇が期待できる．

④ 不適切な使用

　・終末期患者への投与

⑤ 使用上の注意点

　1）使用法（血小板輸血セットを使用）

　2）感染症の伝播

　3）PT-GVHD 予防対策

　4）TACO

　5）CMV 抗体陰性血小板濃厚液の適応

　6）HLA 適合血小板濃厚液

　7）ABO，RhD 血液型と血小板輸血

　8）洗浄・置換血小板の適応

 輸血用血液製剤の中でも特に血小板製剤において細菌感染症の伝播が危惧されている．その理由を考えてください．また，輸血前の外観チェックのポイント，特にスワーリングについて調べておこう．

3.4　アルブミン製剤の使用指針

① 目的: 血漿膠質浸透圧の維持による循環血漿量の確保

11

② 上昇予測値: アルブミン 1 g 投与による上昇（g/dL）は，血管内回収率を 0.4 とし，1×0.4/循環血漿量で求められる．循環血漿量を 0.4 dL/kg とすると，体重 x（kg）の患者は 0.4×x dL であるから，1/x（g/dL）となる．例えば，体重 60 kg の場合，1/60 で約 0.017 g/dL の上昇が期待できる．投与後の目標血清アルブミン濃度として，急性の場合は 3.0 g/dL 以上，慢性の場合は 2.5 g/dL 以上とするが，アルブミン製剤投与の明確なトリガー値を示したエビデンスは乏しい．

　通常，総投与量を 2～3 日で分割投与し，投与の効果判定は 3 日間を目途に行う．漫然と投与し続けない．

③ 適応

　　○肝硬変に伴う難治性腹水

　　○凝固因子補充を必要としない治療的血漿交換療法

> ○を主に推奨し，他は通常は使用しない
> （「科学的根拠に基づいたアルブミン製剤の使用ガイドライン」（日本輸血・細胞治療学会））

　　・出血性ショック

　　・敗血症

　　・人工心肺を使用する心臓手術

　　・難治性浮腫，肺水腫を伴うネフローゼ症候群

　　・循環動態が不安定な体外循環施行時（血液透析等）

　　・重症熱傷

　　・低タンパク血症による肺水腫あるいは著明な浮腫

　　・循環血漿量の著明な減少を伴う急性膵炎や腸閉塞など

　　・妊娠高血圧症候群

④ 不適切な使用

　　・単なる血清アルブミン濃度の維持

　　・タンパク質源としての栄養補給

　　・脳虚血（頭部外傷患者に等張アルブミンの投与は生命予後を悪化させる．クモ膜下出血後の血管れん縮に対しては晶質液で反応がみられない場合に等張アルブミンの投与を推奨する）

　　・終末期患者への投与

　　・炎症性腸疾患

⑤ 使用上の注意点

　　・ナトリウム負荷

　　・肺水腫，心不全

　　・アルブミン合成能の低下

　　・血圧低下（加熱人血漿タンパクの急速輸注）

　　・利尿

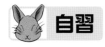自習　新鮮凍結血漿とアルブミン製剤の使用目的のちがい，不適切な使用例について，もう一度整理しておこう！

〈牧野茂義〉

3 危機的出血への対応ガイドライン

1 危機的出血

本章ではおもに「危機的出血」と，2007 年に日本麻酔科学会と日本輸血・細胞治療学会が合同で作成した「危機的出血への対応ガイドライン」について記す．

1.1 危機的出血の定義 （パネル 3.1）

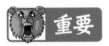 危機的出血は出血量だけでなく出血速度が関係する．
大量出血（24 時間のうちに循環血液量以上の出血と定義される）とは異なった概念である．

日本麻酔科学会では，「心停止や永久的脳合併症，死亡など重大な永続的後遺症が起こるかもしれない出血」を危機的出血と呼ぶ．

150 mL/min 以上の速度での出血や，急激な 1,500〜2,000 mL 以上の出血を危機的出血と呼ぶ場合もある．

1.2 危機的出血で起こる悪循環

日本麻酔科学会の調査によれば，手術が原因の危機的出血時の推定出血速度は 2 mL/kg/min から 20 mL/kg/min にまで及んでいる．例えば 60 kg の患者で 2〜4 mL/kg/min という出血が起きた場合

パネル 3.1 | 危機的出血と大出血の定義

1. 危機的出血 critical bleeding
   - 心停止や永久的脳合併症，死亡など重大な永続的後遺症が起こるかもしれない出血がある場合
   - 150 mL/min 以上の速度での出血
   - 急激な 1,500〜2,000 mL 以上の出血
   - 出血量だけでなく，出血の速度も考慮

2. 大出血 massive bleeding
   - 24 時間のうちに循環血液量（体重の 7%）と同量以上の出血がある場合

の出血速度は 120〜240 mL/min に相当する（パネル 3.2）．この出血が 10 分間続けば出血量は 1,200〜2,400 mL に達し，通常の輸液ラインでは（その出血量に追いつくだけの）輸液や輸血は難しい．

　危機的出血を予想して十分と思われる輸血量の準備をしても，対応に苦労するのが危機的出血である．出血が継続すれば低血圧の進行と心臓，肝臓，腎臓などの重要臓器への灌流低下が起こる．さらに低心拍出量，低血圧が悪化するという悪循環が形成される．希釈性凝固因子減少，血小板減少症，低体温などにより凝固止血能が低下すれば出血傾向が悪化し，さらに出血量が増加するという悪循環も起こる（パネル 3.3）．

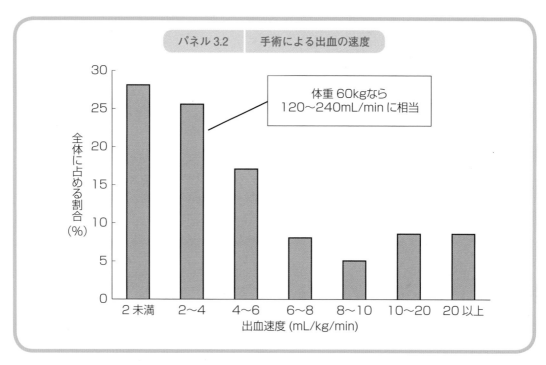

パネル 3.2　　手術による出血の速度

体重 60kgなら
120〜240mL/min に相当

（縦軸）全体に占める割合（%）
（横軸）出血速度 (mL/kg/min)

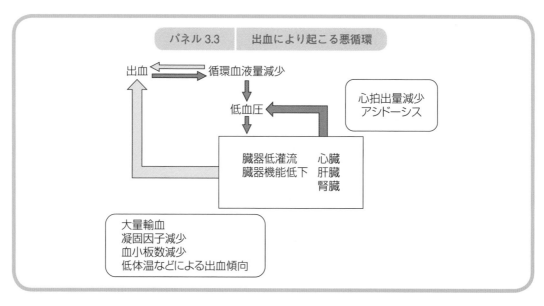

パネル 3.3　　出血により起こる悪循環

出血　→　循環血液量減少

低血圧

心拍出量減少
アシドーシス

臓器低灌流　　心臓
臓器機能低下　肝臓
　　　　　　　腎臓

大量輸血
凝固因子減少
血小板数減少
低体温などによる出血傾向

1.3 危機的出血の発生頻度: 1 万例に約 4 例

日本麻酔科学会が行った麻酔関連偶発症例調査において, 大出血は手術死亡の 50% 以上に関係していた (入田和男, 他. 麻酔. 2004; 53: 320-35). その後の調査において, 術前から出血性ショックに陥っていた患者 470 名のうち 192 名が術中に心停止となり, 術後 1 週間以内に 88.0% が死亡したことや, 手術に起因する大出血例 541 名のうち 103 名が心停止を起こし, 術後 1 週間以内に 77.7% が死亡したことが明らかになった (パネル 3.4). 心停止を起こさなくとも高度の低血圧や低酸素血症などの重大な術中イベントを起こしたことや, 永久的脳障害などの重篤な合併症が, 術前からの出血性ショック症例では 44.6%, 術中の大出血では 19.6% も起きたとも報告されている.

日本麻酔科学会麻酔関連偶発症例第 4 次初期調査 (2009-2011) においても, 術後 1 週間以内に死亡の転帰をとった原因として最も多かったのは, 術前からの出血性ショック (26.2%) であり, ついで手術が原因の大出血 (16.8%) であった. この 2 つを合わせ, 現在でも手術に関係する死亡の 43% 程度が大出血に関与していることがわかる (日本麻酔科学会会員専用ホームページ).

| パネル 3.4 | 危機的出血による死亡の実態 |

(日本麻酔科学会麻酔関連偶発症例調査. 2003)

- 大出血は手術に関係する死亡の半数以上に関与

- 麻酔科認定施設　782 施設 (回答率　90.7%)
- 術前からの出血性ショック (470 例)

		術後 1 週間以内の死亡率
一心停止	192 例	88.0%
一心停止以外	278 例	44.6%

- 手術に起因する大出血 (541 例)

		術後 1 週間以内の死亡率
一心停止	103 例	77.7%
一心停止以外	438 例	19.6%

(入田和男, 他. 麻酔. 2005; 54: 77-86.)

1.4 危機的出血発生に関与する因子 (パネル 3.5)

術中出血が危機的出血となるには, 術式や癒着, 腫瘍の進展, 大血管の処理といった手術に関係する因子のほか, 麻酔科関連の因子や輸血用血液の供給といった因子が関係する. 危機的出血や心停止を含め術中の重大イベント発生時にはマンパワーが必要である. しかし, 麻酔科医のマンパワーが不足している状況では重大イベント発生時の人員不足は起こりうる.

1.5 輸血用血液オーダーに関する迷い: 状況の見極めの重要さ

輸血用血液のオーダーのタイミングや各種血液製剤の輸血開始の判断は困難である. 判断にはそ

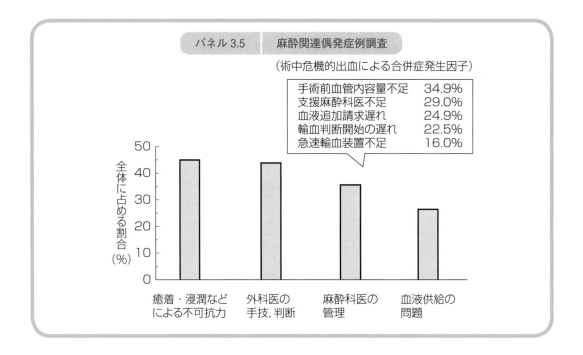

パネル 3.5 　麻酔関連偶発症例調査

（術中危機的出血による合併症発生因子）

手術前血管内容量不足	34.9%
支援麻酔科医不足	29.0%
血液追加請求遅れ	24.9%
輸血判断開始の遅れ	22.5%
急速輸血装置不足	16.0%

パネル 3.6 　輸血が遅れがちな原因

- 輸血を躊躇する因子: 副反応，合併症など
  - 輸血関連感染症: HIV，HCV，HBV など
  - 重大な副反応・合併症: 不適合輸血，輸血後 GVHD，輸血関連急性肺障害（TRALI）
  - コストへの配慮: 輸血用血液を返却できない
- 適合する血液型の輸血用血液不足
  - 交差適合試験省略の躊躇
  - 緊急 O 型血使用の躊躇
- 検査や処置，搬送時間
  - 血液センターから病院への搬送時間
  - 検査: 血液型判定，交差適合試験など
  - 放射線照射

れまでの出血量が推定・測定できることに加え，今後の出血状況についての推測が必要である．外傷や大血管破裂など術前から出血がある場合には，出血量の推定がさらに難しい．また，止血がいつできるのかの判断も難しい．輸血判断や実施の遅れや輸血用血液の入手困難により，前述のような悪循環（パネル 3.3）も起こりうる．

　通常行っている最も安全な輸血療法には多くの労力と時間とコストがかかっている．一方ではこれらのことに執着しすぎると輸血判断の遅れに影響する場合もある（パネル 3.6）．その時その時の判断タイミングで，患者にとって輸血することの利益が輸血合併症などのリスクより大きければ輸血を行うことが基本であろう（パネル 3.7）．

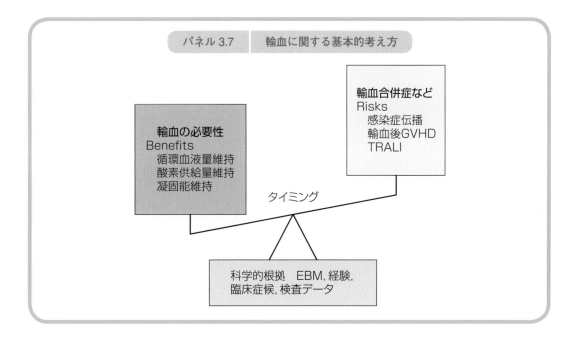

通常，不規則抗体を有せず輸血の可能性が低い術式に対してはタイプアンドスクリーン（T＆S: パネル 5.17 参照）として対応するが，輸血の可能性が高い場合には交差適合試験を実施することで安全な輸血用血液の準備を行うことができる．しかし，危機的出血発生時には 40 分〜1 時間程度もかかる交差適合試験を実施している時間的余裕がないこともある．そのような場合には，交差適合試験は省略して，同型血を輸血することになる．血液型が確定していない場合や同型血が入手できない場合には O 型血を輸血する場合もある．しかし，いくら理論を知っていてもこのような経験がない場合には，交差適合試験の省略や O 型血の緊急使用の判断が難しいことがある．また，「少し待てば止血もでき，通常の交差適合試験が済んだ輸血用血液が使用できるのではないか」という希望的観測をするかもしれない．このような状況に遭遇した時に役立つのが，危機的出血への対応ガイドラインである．その内容について院内でコンセンサスが得られ，輸血に係る医療関係者がそのガイドラインに従って行動するという基本が理解されていることが重要である．

2.1 「危機的出血への対応ガイドライン」作成の背景

2005 年の「血液製剤の使用指針」や「輸血療法の実施に関する指針」（厚生労働省）には危機的出血に関する指針は示されてはいなかった．そこで，危機的出血の実態やその対応に対する反省を踏まえ，日本麻酔科学会が中心となり，日本輸血・細胞治療学会が輸血学から見た正当性について検討するという形での合同作業が進められ，2007 年に「危機的出血への対応ガイドライン」が発表された．

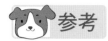 http://www.anesth.or.jp/files/pdf/kikitekiGL2.pdf（日本麻酔科学会・日本輸血・細胞治療学会危機的出血への対応ガイドライン）を参照してください

　本ガイドラインの特徴は，輸血はABO同型，交差適合試験陰性の血液を用いることが原則であるが，危機的出血においては救命を最優先することを示したことである．すなわち時間的に切迫し交差適合血が間に合わない場合は，患者の血液型とは異なるが適合する血液型の輸血用血液（異型適合血）の使用を明文化した．もうひとつは，出血が起きている手術室や救急室といった現場，輸血部や検査部，血液センターが一体となり，チームとして機能することの重要性を示した（パネル3.8）．

パネル3.8　　危機的出血への対応ガイドライン

特徴
・日本麻酔科学会，日本輸血・細胞治療学会の合同作成
・異型適合血使用は厚生労働省の「血液製剤の使用指針」（2009年改正）
　にも採用
・現場 – 輸血部 – 血液センターが一体となった対応の強調
・救命を最優先した輸血療法の採用
各施設に合わせたマニュアル，シミュレーションが必要

2.2　危機的出血への対応

　危機的出血への対応ガイドラインのフローチャートをパネル3.9に示す．

2.2.1　コマンダーの選任

　危機的出血発生時には，情報を把握したり指示を行う一人の統括指揮者（コマンダー）を決定する．通常は，手術室および手術室外からの情報収集が容易な麻酔科医がコマンダーになる場合が多い．

2.2.2　非常事態宣言

　出血や止血，手術の進行などの状況に応じて未交差同型血輸血や異型適合血を含む救命を最優先した「危機的出血への対応ガイドライン」に基づいて対応することを外科，看護師，検査部，輸血部などに周知する．応援の要請，必要な検査や治療の実施および指示を行う．

2.2.3　役割の分担（パネル3.10）

　それぞれの分野で止血，輸血などに最大の努力をする．

　術中に危機的出血が起きた場合には，手術室内にいる外科医，麻酔科医，看護師，あるいは臨床工学技士などがその重大性を認識するだけでなく，血液製剤を供給する輸血部や，日赤血液センターまでも含めて危機的認識をもつ必要がある．

(1) 麻酔科医は輸液や輸血を行ったり，そのために必要な太い静脈路の確保などを行う．必要に応じて，昇圧薬の投与や，アシドーシスの補正などを行う．

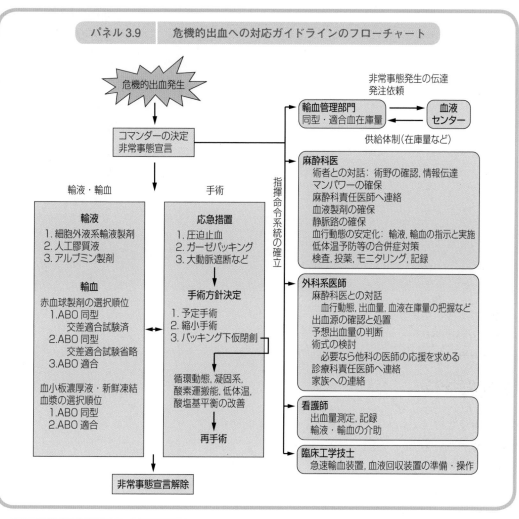

パネル3.9　危機的出血への対応ガイドラインのフローチャート

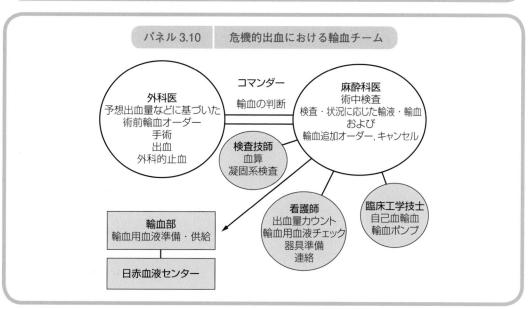

パネル3.10　危機的出血における輸血チーム

(2) 外科医は手術の進行よりも圧迫止血を含めた止血操作に重点をおくべきである．看護師はガーゼの重量測定や吸引出血量のチェックを迅速に行い，出血量の推定ができるようにする．

(3) コマンダーは輸血部門にすぐに供給できる血液製剤の量を確認するとともに，出血に対応するために必要であろうと考えられる各種血液製剤のオーダーを行う．循環血液量を超える出血量となることが予想される場合には，血小板濃厚液や新鮮凍結血漿のオーダーが必要である．交差適合試験の結果を待っていたのでは救命が難しくなるであろう場合には，型適合血やO型血，異型適合血輸血を行うかの判断を行う必要がある（パネル3.11）．

(4) 輸血部はそれらのオーダーに迅速に対応する必要がある．

(5) 急速輸液・輸血に際しては，体温低下を招かぬように十分な加温をして行う必要がある．低体温となると，出血傾向が出現したり，不整脈が出現しやすくなったりする．使用した血液製剤のバッグの整理や，諸記録も重要である．

(6) 清潔手術であり，悪性腫瘍手術でない場合には，自己血回収装置を使用することも考慮する．また，急速輸液・輸血用ポンプを用いる場合もある．これらの機器の準備や操作などを臨床工学技士に依頼する場合もある．

2.2.4 急速輸血ポンプ使用上の注意点

急速輸血ポンプの使用法を誤り，血管内に空気を注入し，患者が死亡するという事故が起きているので，経験者が注意事項に従って使用すること．急速輸血ポンプはその使用に習熟した者のみが行うべきであり，その操作を専属に行う人間をつけるべきである．正しく回路をセットし，気泡感知アラームを用い，それに迅速に反応することも重要である．

パネル3.11 　赤血球製剤の選択順位

（交差適合試験有/無）

1．ABO同型　交差適合試験済み

2．ABO同型　交差適合試験省略

3．ABO適合　不規則抗体が存在しても可，
　　　　　　　RhD陰性でもABO同型RhD陽性血も可

「交差適合試験未実施」あるいは「異型適合血輸血」

患者ABO血液型	異型適合血
O	なし
A	O
B	O
AB	A，B，O

3 周術期の異型適合血の問題点

　危機的出血の場合には不規則抗体が不明の場合もあれば，不規則抗体の存在が明らかな場合もある．交差適合試験やT＆S（パネル5.18参照）を行っていない場合には，不規則抗体による遅発性溶血の可能性があるが，救命を目的とする危機的出血に対する輸血療法においては，交差適合試験の省略はやむを得ない．交差適合試験済みの輸血用血液が入手できたところで切り替えを行う．また，遅発性溶血反応に注意をはらう．

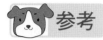

（赤血球）不規則抗体

　不規則抗体の保有者が献血者に占める頻度は0.2～0.3％だが，妊婦では0.5％とやや高く，患者（受血者）における抗体陽性頻度はさらに高く2～5％といわれている．比較的よくみられる不規則抗体には，Rh系の抗Eや抗Lewis（抗Le）などがある．E抗原は，Rh血液型ではD抗原に次いで抗原性が強い．

　冷式抗体のように，低温となると生物学的活性が高くなる不規則抗体がある．抗M，抗N，抗Le^b，抗P_1などは，37℃では反応を起こさないか，あってもきわめて弱い．このような不規則抗体の場合には，低体温手術などの場合を除けば，臨床的に重大な合併症を起こさずに輸血が可能であると考えられている．

　溶血反応を起こしうる抗RhE，抗Fy^a＆Fy^b，抗Jk^a＆Jk^bのような不規則抗体が存在する確率は0.5％以下である．不規則抗体により遅発性溶血反応が起こるリスクは1％程度と考えられている．

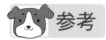

遅発性溶血反応

　遅発性溶血反応は，輸血後数時間から3週間程度して起こる．遅発性溶血反応に対しては，十分な輸液や利尿薬投与，適合血輸血などで対処が可能である．緊急輸血においては，遅発性溶血反応のリスクと救命という目的との重要性を秤にかけて治療を行う必要がある．

4 放射線照射の必要性: 原則は照射血の使用

　輸血後移植片対宿主反応（輸血後GVHD）（パネル10.6）を予防するために，赤血球液や血小板濃厚液には放射線照射を行う．「危機的出血への対応ガイドライン」においては，輸血までの時間を短縮するために放射線照射の省略は可であるとしている．

　しかし，輸血後GVHDの危険を考慮すれば原則として放射線照射血を使用すべきである．危機的出血の場合には，血液センターで照射した製剤の供給を依頼する．なお，院内で放射線照射を行う場合は，出庫オーダーを待たずに直ちに照射を行うべきである．

5 血液製剤の使用指針（平成 31 年 3 月版）

厚生労働省ホームページ 〈http://www.mhlw.go.jp/content/11127000/000493546.pdf〉

本指針では，血液製剤の使用について，いくつかの記載が追加されている．重要推奨ポイントをピックアップして述べる．

(1) 血小板減少による重篤な活動性出血がある場合は，原疾患の治療を十分に行うとともに，血小板数を 5 万/μL 以上にするように血小板輸血を行う．外傷性頭蓋内出血の場合には，血小板数を 10 万/μL 以上に維持する．

(2) 産科危機的出血や外傷性ショックなどの救急患者では凝固因子の著しい喪失および消費による止血困難がしばしば先行することから，血小板濃厚液や新鮮凍結血漿の早期投与により予後の改善が期待される．

(3) 大量出血時の希釈性凝固障害に対しては，新鮮凍結血漿を投与する．新鮮凍結血漿の投与量は 10〜15 mL/kg，または新鮮凍結血漿/赤血球液の比率（単位あたり）を 1/1〜2.5 で行う．ただし，この比率を 1 以上/1 で投与する場合は，輸血関連循環過負荷（TACO）（パネル 11.5）に留意する．

(4) 循環血液量の 50％以上の出血が疑われる場合や血清アルブミン濃度が 3.0 g/dL 未満の場合には，等張アルブミン製剤の併用を考慮する．

6 危機的出血への対応のまとめ

危機的出血への対応のまとめをパネル 3.12 に示した．

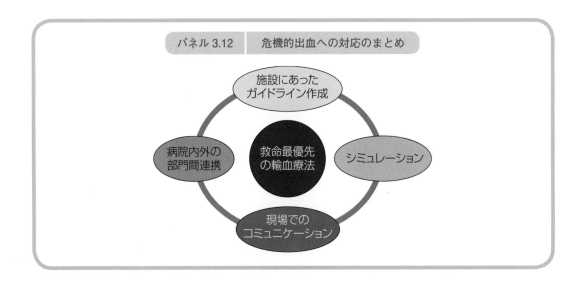

パネル 3.12　危機的出血への対応のまとめ

施設にあった
ガイドライン作成

病院内外の
部門間連携

救命最優先
の輸血療法

シミュレーション

現場での
コミュニケーション

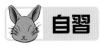

自習　危機的出血発生時の看護師の役割について復習しておこう．

〈坂口嘉郎〉

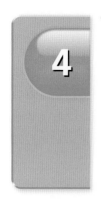

4 内科領域における輸血療法

1 血液製剤の使用指針

　血液製剤の使用の際は原則として，厚生労働省と日本輸血・細胞治療学会の最新ガイドライン（下記参考）を参照する．

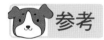参考 　各ガイドラインは下記ホームページから自由にダウンロードできる（2022 年 3 月現在）.
　・厚生労働省「血液製剤の使用指針」（第 3 章 ⑤ p.22 参照）
　　〈http://www.mhlw.go.jp/content/11127000/000493546.pdf〉
　・日本輸血・細胞治療学会ガイドライン/指針
　　〈http://yuketsu.jstmct.or.jp/guidelines/〉
　　なお，これらのガイドラインは，国や学会が大きな方向性や指針を示したもので参考にすべきであるが，マニュアルではない．したがって，実臨床では，医療施設のマニュアルや医師の裁量に応じて患者毎に判断すべきである．

1.1　赤血球輸血

1.1.1　慢性貧血に対する適応（内科的疾患）

　慢性貧血に対する赤血球輸血の目的は，貧血症状（息切れ，ふらつき，頭痛，易疲労感，倦怠感など）の緩和である．貧血症状に加え，ヘモグロビン（Hb）のトリガー値（下回ると輸血を行う目安），原疾患，併存症（特に心疾患，肺疾患），貧血が進む早さ，罹患期間，求められる生活強度等を勘案し，輸血適応が判断される（パネル 4.1）．一般に Hb 値 10 g/dL 以上で輸血を必要とする機会は少ない．高度貧血や心・腎疾患を有する患者への赤血球輸血では，容量負荷に伴う心不全や肺水腫に注意する．この場合，通常より輸注速度を落とす，利尿薬を併用するなどの方策も考慮される．一般に，成人患者への 1 日の輸血量は，1～2 単位にとどめることが多い．鉄・ビタミン B_{12}・葉酸など何らかの欠乏症に伴う貧血や自己免疫性溶血性貧血，腎性貧血など，輸血以外の方法で治療可能な疾患は，その治療を優先する．ただし，自覚症状が強い場合は赤血球輸血を併用して良い．なお，高度の鉄欠乏性貧血に赤血球輸血と鉄補充療法を行う場合は，1 単位の赤血球輸血で 100 mg の鉄が補われていることに留意する．

1.1.2 急性出血に対する適応

　急性出血の患者の場合，Hb 値 6 g/dL 以下では赤血球輸血は必須である．危機的出血を除き，Hb 値 10 g/dL 以上で輸血を要するケースは少ないが，出血直後は出血量が Hb 値に反映されていない可能性があり，Hb 値のみで輸血適応を判断してはいけない．出血量が不明の場合は，バイタルサインや自覚症状なども参考にする．なお，急性上部消化管出血における Hb トリガー値は 7～8 g/dL で，Hb 9 g/dL 以上で赤血球輸血が必要なことはほとんどない（パネル 4.1）．

パネル 4.1　　赤血球輸血

1. Hb トリガー値
   再生不良性貧血: 6～7 g/dL
   化学療法，造血幹細胞移植による貧血: 7～8 g/dL
   急性上部消化管出血: 7～8 g/dL
   心疾患・肺疾患を有する場合: 8～10 g/dL
   敗血症: 7 g/dL

2. トリガー値に影響する主な要因
   上昇: 心疾患，肺疾患，貧血が急速に進行，罹病期間が短い，
   　　　活動強度が低い，日中室内生活中心
   低下: 貧血が緩徐に進行，罹病期間が長い，活動強度が高い，
   　　　日中屋外生活中心

メモ	タイトル	年. 月. 日	重要度

1.1.3 赤血球輸血の評価

赤血球輸血の効果は，自覚症状とHb値の変化で評価される（パネル4.2）．例えば，体重50kgの患者がRBC-LR-2の輸血を受けるとHb値は1.5g/dL上昇すると予想される．予想外に貧血の改善がみられない場合は，出血（特に消化管出血）や溶血が隠れていないか確認すべきである．

パネル4.2					赤血球液（RBC-LR）投与時の予測上昇Hb値									
RBC-LR-1 投与本数	体重(kg)													
	5	10	15	20	25	30	35	40	45	50	60	70	80	90	100
1本	7.6	3.8	2.5	1.9	1.5	1.3	1.1	0.9	0.8	0.8	0.6	0.5	0.5	0.4	0.4
2本		7.6	5.0	3.8	3.0	2.5	2.2	1.9	1.7	1.5	1.3	1.1	0.9	0.8	0.8
3本			7.6	5.7	4.5	3.8	3.2	2.8	2.5	2.3	1.9	1.6	1.4	1.3	1.1
4本				7.6	6.1	5.0	4.3	3.8	3.4	3.0	2.5	2.2	1.9	1.7	1.5
6本					9.1	7.6	6.5	5.7	5.0	4.5	3.8	3.2	2.8	2.5	2.3
8本							8.7	7.6	6.7	6.1	5.0	4.3	3.8	3.4	3.0
10本								9.5	8.4	7.6	6.3	5.4	4.7	4.2	3.8

※RBC-LR-1のHb量=26.5g/1本（日本赤十字社社内資料）で計算　　　　（g/dL）

$$予測上昇Hb値(g/dL) = \frac{投与Hb量(g)}{循環血液量(dL)}$$

循環血液量：70mL/kg[→循環血液量(dL)=体重(kg)×70mL/kg/100]

[例] 体重50kgの成人（循環血液量35dL）にRBC-LR-2（Hb量=26.5g×2=53g）を投与することにより，Hb値は約1.5g/dL上昇することになる．

（日本赤十字社．赤血球製剤．投与早見表．輸血用血液製剤取り扱いマニュアル．2019年12月改訂版．p.10.）

1.2 血小板輸血

血小板輸血の目的は出血の治療と予防である．出血の程度や病態，危険因子などを勘案し，輸血適応が判断される（パネル4.3）．出血予防の目安となる目標血小板数は，トリガー値（下回ると輸血を行う目安）を用いるが，ターゲット値（下回らないように輸血を行う目安）を用いてもよい．通常ターゲット値を用いた方が輸血回数は増える．予想血小板増加数はパネル4.4の通りである．再生不良性貧血や骨髄異形成症候群など造血不全患者の場合，血小板数5,000/μL未満でも，出血傾向がない場合，あえて血小板輸血を行わず，慎重に経過観察してもよい．

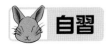 造血不全患者の場合，血小板数5,000/μL未満でも血小板輸血を回避する理由を考えてみよう．

パネル 4.3 血小板輸血

1. WHO 出血グレード

グレード	出血
0	出血なし
1	軽度の出血 （点状出血，紫斑，尿潜血，便潜血，経血増加 等）
2	中等度の出血，ただし赤血球輸血を必要としない （鼻出血，肉眼的血尿，吐下血 等）
3	中等度の出血，1日2単位*以上の赤血球輸血が必要 （巨大血腫，持続出血 等）
4	重度の出血，生命を脅かす出血 （出血性ショック，臓器出血，頭蓋内出血，心嚢内出血，肺出血 等）

*原典は1単位だが，我が国の実情に合わせて2単位とした.

2. 血小板輸血の適応となる臨床病態と血小板輸血トリガー値

血小板数	臨床病態
5,000/μL	出血グレード1以下の造血不全**
10,000/μL	出血グレード1以下のがん・造血器悪性腫瘍，造血幹細胞移植
20,000/μL	出血グレード2 凝固機能異常（肝不全，播種性血管内凝固症候群 等） 抗凝固療法中 急性白血病（臨床的に不安定） 38℃（舌下温）以上の発熱 活動性感染症（敗血症，発熱性好中球減少，肺炎，侵襲性アスペルギルス症 等） 治療予定の膀胱がんまたは壊死性腫瘍 抗胸腺グロブリン治療 アムホテリシン治療 血小板数が急激に減少（目安は3日で20,000/μL以上の低下） 白血球増加（目安は75,000/μL） 小児・新生児 尿毒症 低アルブミン血症 その他，血小板消費が高度に亢進する病態 血小板製剤入手に制限がある（連休前，遠隔地，震災後等） 中心静脈カテーテル挿入前 頭痛，意識障害，視野障害，神経症状
30,000/μL	急性前骨髄球性白血病（播種性血管内凝固症候群合併時）

50,000/μL	出血グレード3以上 急性前骨髄球性白血病（化学療法開始時・追加時・分化症候群合併時） 腰椎穿刺 外科手術（重要臓器，または出血リスクが高い手術を除く） 活動性出血
100,000/μL	外傷性頭蓋内出血

＊＊血小板数 5,000/μL 未満でも，出血傾向がない場合，あえて血小板輸血を行わず，慎重に経過観察してもよい．

3．出血の主な危険因子

尿毒症
低アルブミン血症・低栄養
ヘマトクリット≦25%
プロトロンビン時間国際標準比（prothrombin time-international normalized ratio: PT-INR）＞1.2
活性化部分トロンボプラスチン時間（APTT）延長
同種造血幹細胞移植直後
女性

パネル 4.4 　血小板濃厚液（PC）投与時の予測血小板増加数値

PC 投与単位数	体重(kg)														
	5	10	15	20	25	30	35	40	45	50	60	70	80	90	100
1	3.8	1.9	1.3	1.0	0.8	0.6	0.5	0.5	0.4	0.4	0.3	0.3	0.2	0.2	0.2
2	7.6	3.8	2.5	1.9	1.5	1.3	1.1	1.0	0.8	0.8	0.6	0.5	0.5	0.4	0.4
5	19.0	9.5	6.3	4.8	3.8	3.2	2.7	2.4	2.1	1.9	1.6	1.4	1.2	1.1	1.0
10		19.0	12.7	9.5	7.6	6.3	5.4	4.8	4.2	3.8	3.2	2.7	2.4	2.1	1.9
15			19.0	14.3	11.4	9.5	8.2	7.1	6.3	5.7	4.8	4.1	3.6	3.2	2.9
20				19.0	15.2	12.7	10.9	9.5	8.5	7.6	6.3	5.4	4.8	4.2	3.8

※血小板濃厚液 1 単位：含有血小板数 0.2×10^{11} 個以上　　　　　　（万 /μL）

$$血小板輸血直後の予測血小板増加数(/μL)= \frac{輸血血小板総数}{循環血液量(mL)\times10^3} \times \frac{2}{3}$$

循環血液量：70mL/kg[→循環血液量(mL)=体重(kg)×70mL/kg]

[例] 血小板濃厚液 5 単位（1.0×10^{11} 個以上の血小板を含有）を循環血液量 5,000mL（体重 65kg）の患者に輸血すると，直後には輸血前の血小板数より 13,500/μL 以上増加することが見込まれる．なお，1 回投与量は，原則として上記計算式によるが，実務的には通常 10 単位が使用されている．体重 25kg 以下の小児では 10 単位を 3～4 時間かけて輸血する．

（日本赤十字社．血小板製剤，投与早見表．輸血用血液製剤取り扱いマニュアル．2019 年 12 月改訂版．p.26．）

1.3　血漿輸血　(パネル 4.5)

　新鮮凍結血漿 (FFP) を用いた血漿輸血の目的は，凝固因子，凝固阻止因子，線溶因子，血漿因子の補充による出血傾向・血栓症，血栓性血小板減少性紫斑病 (thrombotic thrombocytopenic pur-pura: TTP) の治療と，大量輸血時の出血予防である (パネル 4.5)．第 VII, VIII, IX, XIII 因子等，血漿分画製剤や遺伝子組み換え製剤・代替医薬品があれば，通常，血漿輸血の適応とならない．ビタミン K 依存性凝固因子欠乏症 (第 VII, IX, 第 X, II 因子) は，プロトロンビン複合体濃縮製剤の適応を考慮する．低・無フィブリノゲン血症, von Willebrand 病には，濃縮フィブリノゲン製剤，von Willebrand 因子を含む第 VIII 因子濃縮製剤を用いる．第 XII 因子，高分子キニノゲン欠乏症，プレカリクレイン欠乏症は，出血傾向に乏しく，通常，血漿輸血の適応とならない．後天性 TTPは，ADAMTS13 の補充と自己抗体の除去を目的に，血漿製剤を置換液とする血漿交換を行う (パネル 4.10)．血漿輸血の適応を判断するため，プロトロンビン時間 (prothrombin time: PT)，活性化部分トロンボプラスチン時間 (activated partial thromboplastin time: APTT) ならびに血漿フィブリノゲン濃度を測定する (パネル 4.5)．なお，血漿輸血のゴールは出血傾向の改善であり，検査値の正常化を目指すことではない．

　血漿製剤上清のナトリウム濃度は，1 単位，2 単位製剤が約 170 mmol/L，4 単位製剤が約 150 mmol/L と高い．心不全等容量負荷が懸念される場合は，注意を要する．なお，カリウム濃度は 3〜4 mmol/L，グルコース濃度は 360 mg/dL，アルブミン濃度は 4 g/dL，浸透圧は 300 mOsm/kgH$_2$O，pH は 7.3〜7.4 である．凍結時に混在する少量の白血球，赤血球ならびに血小板は融解によりほぼ破壊されるが，上清に 5〜8 g/dL の遊離ヘモグロビンが存在し，血漿輸血後腎障害や血管攣縮をきた

パネル 4.5	血漿輸血

血漿輸血の適応と臨床病態

凝固因子の補充	PT 延長 (30% 以下または INR 2 以上) APTT 延長 (25% 以下または基準値上限の 2 倍以上) 低フィブリノゲン血症 (フィブリノゲン 100〜150 mg/dL 未満) 肝障害 L-アスパラギナーゼ投与後 (凝固阻止因子も低下) 播種性血管内凝固症候群 大量輸血時 (希釈性凝固障害の予防・治療) 血漿分画製剤や遺伝子組み換え製剤のない凝固因子欠乏症 クマリン系薬剤効果の緊急補正 (ビタミン K 補給により可能な 1 時間以内の補正が必要で，濃縮プロトロンビン複合体製剤が使用できない場合)
凝固阻止因子，線溶因子の補充	プロテイン C・プロテイン S 欠乏症 (ヘパリン等抗凝固療法を併用) プラスミンインヒビター欠乏症 (トラネキサム酸等抗線溶薬を併用)
血漿因子の補充	後天性血栓性血小板減少性紫斑病 (血漿製剤を置換液とした血漿交換) 先天性血栓性血小板減少性紫斑病 (血漿製剤単独投与)

INR: international normalized ratio

す恐れがある. 血漿製剤は, 血漿分画製剤と異なり, ウイルス不活化処理はなされていない. そのため, ウイルス感染症の潜在的な危険性は高いと考えられる. 以前血漿製剤は融解後 3 時間以内の輸注が推奨されていたが, 少なくとも融解後 24 時間以内は凝固因子の安定性は保たれるため, 現在では 24 時間以内に輸注すればよい.

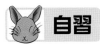 **自習** 血漿交換の適応にどのような疾患・病態があるか調べてみよう.

1.4 アルブミン製剤の投与

アルブミン製剤の投与目的は, 血漿膠質浸透圧を保つことで循環血漿量を確保することにある（パネル 4.6）. アルブミン製剤には等張製剤（アルブミン濃度で 5 %）と高張製剤（20 % と 25 %）がある. アルブミン製剤の使用により, 通常は 40 % 程度が血管内にとどまり血漿浸透圧の維持に役立つ. ただし毛細血管漏出症候群など血管透過性が亢進する病態では, 補充したアルブミンの多くが血管外に移行するため, アルブミン製剤の使用効率は低下する. 投与量の算定方法と不適切な使用をパネル 4.6 に示す.

パネル 4.6	アルブミン製剤の投与

適応
　血漿膠質浸透圧の維持による循環血漿量の確保
投与量の算定
　下の計算式を用いる. 病状に応じて通常 2〜3 日で分割投与

必要投与量（g）＝期待上昇濃度（g/dL）×循環血漿量（dL）×2.5

　ただし, 期待上昇濃度は期待値と実測値の差, 循環血漿量は
　0.4 dL/kg, 投与アルブミンの血管内回収率は 4/10（40 %）とする.

効果の評価
　急性の場合　　投与後の血清アルブミン濃度の目安（目標値）
　　　　　　　　3.0 g/dL 以上
　慢性の場合　　投与後の血清アルブミン濃度の目安（目標値）
　　　　　　　　2.5 g/dL 以上
　① 投与効果の評価を 3 日間を目途に行い, 漫然と投与し続けない.
　② 投与前後の臨床的改善の評価を行い記録する.

　　　不適切な投与例
　　　① タンパク質源としての栄養補給
　　　② 脳虚血
　　　③ 単なるアルブミン濃度の維持
　　　④ 末期患者への投与

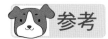

参考　ヒト血清アルブミン製剤の適応については「第2章　血液製剤の管理と使用指針　総論」も参照すること.

2 内科的疾患における輸血療法

内科領域で繰り返し輸血が必要なのは主に，血液・肝・腎疾患である.

2.1 輸血を必要とする主な血液疾患 （パネル4.7）

造血器悪性腫瘍として，急性白血病や悪性リンパ腫，骨髄異形成症候群，自家・同種造血幹細胞移植治療の過程で輸血が必要となる.

非悪性腫瘍では，再生不良性貧血や発作性夜間血色素尿症，特発性血小板減少性紫斑病（ITP）において輸血を要する.

パネル4.7	輸血を必要とする主な血液疾患
1．造血器悪性腫瘍 　　急性白血病 　　悪性リンパ腫 　　骨髄異形成症候群 　　造血幹細胞移植	2．非悪性腫瘍 　　再生不良性貧血 　　発作性夜間血色素尿症 　　特発性血小板減少性紫斑病　ITP（パネル4.9） 　　血栓性血小板減少性紫斑病　TTP（パネル4.10）

2.2 造血器悪性腫瘍における貧血の原因

原疾患による造血能の低下，出血，感染症，エリスロポエチン産生低下あるいは反応性の低下，腫瘍細胞（悪性リンパ腫など）の骨髄浸潤により，輸血が必要となる.

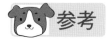

参考　エリスロポエチンは腎臓で産生される糖タンパクである. エリスロポエチン産生細胞は低酸素状態を検知して転写因子を活性化し，エリスロポエチンの産生を高め，赤芽球系前駆細胞のレセプターに結合し，赤芽球を網状赤血球へと分化させ赤血球の造血を進める. 現在，遺伝子組み換えヒトエリスロポエチン製剤が腎性貧血と貯血式自己血輸血で用いられている.

2.3 急性白血病

2.3.1 急性白血病の治療法と特徴

急性白血病の治療法には，寛解導入療法，地固め療法，維持療法などがある. 急性白血病では，長期間輸血を要することが多い. 好中球減少に伴う感染症や播種性血管内凝固症候群（DIC）の合併にも注意する.

2.3.2 急性白血病における赤血球輸血

急性白血病患者における赤血球輸血の Hb トリガー値は通常 7〜8 g/dL である（パネル 4.1）．トリガー値は全身状態や併存症などの影響を受ける（パネル 4.1）．

2.3.3 急性白血病における血小板輸血

急性白血病患者における血小板輸血の血小板数トリガー値は一般に 1 万/μL で，全身状態や併存症，併用薬，血小板製剤の入手しやすさなどの影響も受ける（パネル 4.3）．

2.4 造血不全（再生不良性貧血や骨髄異形成症候群など）

2.4.1 再生不良性貧血の治療法と特徴

やや重症例以上では，40 歳未満で HLA 一致同胞間造血幹細胞移植が推奨される．

その他の症例では免疫抑制療法（抗胸腺細胞グロブリンとシクロスポリン併用療法）が選択されるが，この治療法では長期間血小板輸血が必要となることが多い．

免疫抑制療法の無効例では非血縁者ドナーからの造血幹細胞移植が選択されることもある．

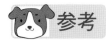 参考 ATG：抗ヒト T リンパ球ウサギ免疫グロブリン，T 細胞の免疫反応を抑える異種の γ グロブリン製剤，生物由来製品．

2.4.2 造血不全における赤血球輸血

輸血トリガー値は Hb 値 6〜7 g/dL である．骨髄異形成症候群の一部は，ESA（erythropoiesis-stimulating agents）製剤の使用により，輸血量を減らせる可能性がある．長期間（通常は年単位）の赤血球輸血により鉄過剰症（ヘモクロマトーシス）を合併する可能性があり，輸血は最小限にとどめるべきである．輸血回数や血清フェリチン値から輸血後鉄過剰症が考えられる場合は，QOL の維持や血液学的改善を期待して，鉄除去剤の併用も考慮する．

2.4.3 造血不全における血小板輸血 （パネル 4.8）

慢性の血小板減少において，WHO 出血グレード（パネル 4.3）2 以上の出血がなく全身状態良好で，血小板数 5,000/μL 以上あれば，通常血小板輸血は不要である（パネル 4.9）．頻回の血小板輸血により HLA 抗体が産生され，HLA 適合血小板輸血を必要とする場合がある．

パネル 4.8	造血不全患者への血小板輸血

- ATG 治療（投与）中は十分な血小板輸血が必要である．
- 出血が WHO 出血グレード（パネル 4.3）2 以上の出血がなく，血小板数 5,000/μL 以上あり，出血の危険因子（パネル 4.3）もなければ，通常血小板輸血は不要である．血小板数 5,000/μL 未満でも，出血傾向がない場合，あえて血小板輸血を行わず，慎重に経過観察してもよい．頻回の血小板輸血により HLA 適合血小板輸血が必要になることも（HLA 抗体や血小板抗体の産生）．

2.5　特発性血小板減少性紫斑病（ITP）における輸血 （パネル 4.9）

　通常予防的に血小板輸血を行うことはない．活動性の出血治療として血小板輸血を要する場合，輸血だけで血小板数の回復は期待できないので，ステロイド剤や静注用免疫グロブリンの前投与が必要である．手術など観血的処置が予定されている場合も，静注用免疫グロブリンの前投与を考慮する．静注用免疫グロブリン前投薬後患者の 8 割で血小板数は一過性に回復するが，回復がみられない場合は観血的処置前の血小板輸血を考慮する．

パネル 4.9　特発性血小板減少性紫斑病（ITP）における輸血

- 血小板輸血を施行しても短期間で消失してしまうため予防的投与は有効ではない．
- 活動性の出血や観血的処置が予定されている場合は，ステロイドや静注用免疫グロブリンの開始や，その後の血小板輸血も考慮する．

2.6　血栓性血小板減少性紫斑病（TTP）における輸血 （パネル 4.10）

　治療の目的は ADAMTS 13 に対する IgG インヒビターの除去と補充であり，第一選択は血漿交換である．血小板輸血は症状を悪化させる可能性があり，予防的には行わない．活動性の出血や観血的処置時の血小板輸血は禁忌とは言えないが，安全性が確認されていないので，血栓症の発症に注意しながら最小限に行う．その場合，もし可能なら血漿交換を先行させる．

パネル 4.10　血栓性血小板減少性紫斑病（TTP）における輸血

- 治療の目的は ADAMTS 13 に対する IgG インヒビターの除去と補充であり，第一選択は血漿交換である．
- 血栓性血小板減少性紫斑病（TTP）では，血小板輸血により症状が悪化する恐れがあり，予防的な血小板輸血は行わない．活動性出血や外科的処置時は禁忌ではないが，安全性は確認されていない．血栓症の発症・増悪に注意しつつ，慎重かつ最小限に行うべきである．

2.7　ヘパリン起因性血小板減少症（HIT）

　HIT 患者，あるいは HIT が疑われる患者において，明らかな出血症状がない場合は，予防的血小板輸血はなるべく行わない．

3 造血幹細胞移植

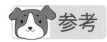 **参考** 造血幹細胞移植には用いる細胞の種類から区別すると，①骨髄，②末梢血幹細胞，③臍帯血がある．ドナーから区別すると，ⓐ同種移植と，ⓑ自家移植がある．

3.1 造血幹細胞移植の特徴 （パネル 4.11）

血縁 HLA 適合移植と比較して非血縁 HLA 非適合では移植前処置や，GVHD 等による合併症が重篤になりやすく頻回の輸血が必要になる恐れがある．

前処置を軽減した骨髄非破壊的同種造血幹細胞移植（reduced intensity stem cell transplantation: RIST）では薬剤による粘膜障害等の合併症が軽減される傾向がある．

臍帯血移植では生着が遅延する傾向がある．

末梢血幹細胞移植では，骨髄移植と比較して生着が早期であり輸血量が軽減される傾向がある．

パネル 4.11	造血幹細胞移植の特徴

- 血縁 HLA 適合移植と比較して非血縁 HLA 非適合では移植前処置や輸血後 GVHD 等による合併症が重篤になりやすく，頻回の輸血が必要になる恐れがある．
- 前処置を軽減した RIST では，薬剤による粘膜障害等の合併症が軽減される傾向がある．
- 臍帯血移植では生着が遅延する傾向がある．
- 末梢血幹細胞移植では，骨髄移植と比較して生着が早期であり輸血量が軽減される傾向がある．

---

4 肝硬変における輸血 （パネル 4.12）

PT 30％以下，あるいは APTT 施設基準値の 2 倍以上に延長した場合，血漿輸血を考慮する．

脾機能亢進による血球減少で出血傾向がある場合は，血小板輸血を考慮してもよい（パネル 4.3 も参照のこと）．

パネル 4.12	肝硬変における輸血

- 凝固因子産生の低下による出血傾向: PT 30％以下あるいは APTT 施設基準値の 2 倍以上に延長した場合には FFP の投与を検討．
- 脾機能亢進による血球減少: 出血傾向がある場合にのみ血小板輸血を検討．
- アルブミン産生の低下; 大量の腹水がある場合，循環不全がある場合（急性では 3.0 g/dL，慢性では 2.5 g/dL 以下）にアルブミンの投与を検討．

アルブミン産生の低下による大量腹水や循環不全の場合には，アルブミンの使用を考慮する（目安は，急性では 3.0 g/dL，慢性では 2.5 g/dL 以下）．

5 消化管疾患における輸血 （パネル 4.13）

出血部位（上部か下部か），出血速度（急性か慢性か）により赤血球輸血の閾値は異なる（パネル 4.1 も参照のこと）．

貧血の症状により日常生活に支障が生じる場合は特に，赤血球輸血の適応を考慮する．

パネル 4.13　消化管疾患における輸血

- 出血部位（上部か下部か），出血速度（急性か慢性か）により赤血球輸血の閾値は異なる．
- 貧血の症状により日常生活に支障が生じる場合は特に，赤血球輸血の適応を考慮する．

---

6 腎疾患における輸血 （パネル 4.14）

血清クレアチニン値が 2 mg/dL の以上の場合には貧血を合併することが多い（腎性貧血）．ただし，血清クレアチニン値は年齢や栄養状態，体格の影響を受けるため，エリスロポエチンの理論値を（14-Hb）×25 から求め，その半分以下であれば腎性貧血と考えてもよい．

エリスロポエチンや葉酸，鉄の欠乏により，赤血球の産生障害がみられることがある．

ネフローゼ症候群では腎からの大量のタンパク漏出により低アルブミン血症になりやすい．

慢性腎不全では，Hb 10 g/dL から 13 g/dL 程度を目標に，エリスロポエチン製剤や HIF-PH 阻害薬，鉄剤の使用を考慮する．

パネル 4.14　腎疾患における輸血

- 血清クレアチニン値が 2 mg/dL の以上の場合には貧血を合併することが多い（腎性貧血）．
- エリスロポエチンや葉酸，鉄の欠乏により，赤血球の産生障害がみられることがある．
- ネフローゼ症候群では腎からの大量のタンパク漏出により低アルブミン血症になりやすい．
- 慢性腎不全では，Hb 10 g/dL から 13 g/dL 程度を目標に，エリスロポエチン製剤や HIF-PH 阻害薬，鉄剤の使用を考慮する．
- エリスロポエチン製剤や HIF-PH 阻害薬，鉄剤などに反応しない場合の輸血トリガー Hb 値の目安は 7 g/dL である．

　エリスロポエチン製剤やHIF-PH阻害薬，鉄剤などに反応しない場合の輸血トリガーHb値の目安は7 g/dLである．

〈高見昭良〉

メモ	タイトル	年. 月. 日	重要度

メモ	タイトル	年. 月. 日	重要度

5 周術期・外科領域における輸血療法

1 輸血の歴史

　人への最初の輸血として記録されているのは 1667 年にフランスの JB Denis が行った羊の血液を人に輸血するという異種輸血である．しかし死亡者が出たため，その後，異種輸血は禁止された．人から人への同種血輸血を初めて行ったのは英国の産科医 J Blundell であり，産科出血の患者にシリンジで採血した夫の血液を直接投与した 10 例を 1829 年に論文として発表した（パネル 5.1）．しかし，当時は，血液型はおろか血液凝固の機序すら知られていない時代であり，輸血合併症で亡くなる患者は多かった．1919 年には日本初の輸血も行われたが感染などの合併症が多く，輸血の安全性を高める努力が続けられてきた．周術期は出血による循環動態の破綻をきたすこともあり，輸血療法は重要な治療手段である．しかし現代においても輸血には様々な合併症が伴うため，患者の予後を改善するための適切な輸血療法が求められている．

メモ	タイトル		年. 月. 日	重要度

| パネル 5.1 | 輸血の歴史 |

1829 年　人類初の同種血輸血の報告

1900 年　ABO 血液型の発見

1914 年　クエン酸ナトリウムによる抗凝固で血液保存が可能に

1919 年　*日本初の同種血輸血（九州大学　後藤七郎教授，東京大学　塩田広重教授）

1937 年　米国に世界初の血液銀行（院内で保存血の製造・供給）

1940 年　Rh 血液型の発見

1941 年　低温エタノール法による血漿分画法で血漿分画製剤の製造が可能に

1948 年　*日本で輸血による梅毒感染

1952 年　*日本赤十字社　血液銀行の設立，献血スクリーニングに梅毒検査導入

1964 年　HLA（human leukocyte antigen）の発見

1959 年　HPA（human platelet antigen）の発見

1964 年　*駐日米国大使が暴漢に襲われ（ライシャワー事件），治療に用いられた輸血で肝炎を発症

　　　　　*献血による供血体制の構築が閣議決定（当時の輸血用血液製剤の多くは売血）

1969 年　*民間商業血液銀行の売血による輸血用血液製剤供給の停止

　　　　　（血漿分画製剤の材料として売血由来の血漿輸入は継続していた）

1970 年　B 型肝炎ウイルスの同定

1972 年　*献血スクリーニングに B 型肝炎ウイルス検査導入

1983 年　AIDS ウイルスの同定

1986 年　*献血スクリーニングに HIV-1 抗体検査，HTLV-1 抗体検査の導入

1987 年　*フィブリノゲン製剤投与による集団肝炎発生（後に C 型肝炎と判明）

1988 年　C 型肝炎ウイルスの同定

1989 年　*献血スクリーニングに C 型肝炎ウイルス検査導入

　　　　　*薬害エイズ訴訟（輸入血漿由来の非加熱凝固因子製剤による HIV 集団感染）

1999 年　*「血液製剤の使用指針」，「血液製剤の安全性確保のためのガイドライン」策定

　　　　　*献血スクリーニングに HBV，HCV，HIV の核酸増幅検査導入

2020 年　*献血スクリーニングに HEV の核酸増幅検査導入

*は日本に関する事柄

2 周術期に使用する輸血用血液製剤とその適応

　周術期に使用する主な輸血用血液製剤は① 赤血球液（RBC），② 新鮮凍結血漿（FFP），③ 血小板濃厚液（PC），④ アルブミン製剤，⑤ 全血液（WB）である．出血治療には主に ①～③ が用いられる．また，同種血輸血を可能な限り回避するため，自己血輸血が実施されることもある（自己血輸血については「第10章　自己血輸血」を参照）．

　周術期の輸血は原則として厚生労働省の「血液製剤の使用指針」に沿って実施されるが，緊急時は救命を優先した大量輸血が行われることもある．最近では，輸血用血液製剤のみでの治療が困難な出血症例において血漿分画製剤を組み合わせた治療が行われることもある（パネル 5.2）．

　　　　　パネル 5.2　　周術期出血治療に用いられる製剤

- **同種血輸血**
  1. 赤血球液（RBC-LR）: ヘモグロビン補充による酸素運搬能改善を目的に投与
  2. 新鮮凍結血漿（FFP-LR）: 凝固因子補充による凝固能改善を目的に投与
  3. 血小板濃厚液（PC-LR）: 血小板補充による止血能改善を目的に投与
  4. アルブミン製剤: 低アルブミン血症，膠質浸透圧の改善を目的に投与
  5. 全血液（WB-LR）: ヘモグロビンだけでなく凝固因子の補充も可能（使用頻度は低い）

- **自己血輸血**
  1. 貯血式: 術前に全血を採取・保存し，術中・術後の出血時に投与
  2. 希釈式: 麻酔導入後に自己血を採取し，術中・術後の出血時に投与
  3. 回収式: 術中または術後に術野・創部の出血を回収し，洗浄した赤血球を投与

- **血漿分画製剤**
  1. クリオプレシピテート: FFP から作製．主にフィブリノゲンの補充目的に投与
  2. フィブリノゲン製剤: 献血由来の乾燥ヒトフィブリノゲン製剤．一部の出血治療で保険適用
  3. プロトロンビン複合体製剤（PCC）: 生命にかかわる大量出血治療で投与（保険適用外）
  4. その他凝固因子製剤: 血友病など先天性凝固因子欠乏症患者の出血予防・治療目的に投与

2.1　赤血球製剤（RBC: red blood cells）

- ・RBC の投与目的はヘモグロビン補充による組織への酸素供給の維持・回復である．
- ・ヘモグロビン補充が可能な製剤は赤血球液と全血液，自己血である．
- ・呼吸循環動態，意識レベルなどの臨床症状に加え，ヘモグロビン値（Hb 値）を指標に投与を

決定する.

2.1.1　周術期の RBC 投与　（パネル 5.3）

(1)　術前投与

・慢性貧血（腎性貧血など）：臨床症状がなく，Hb 値 6〜7 g/dL であれば術前予防投与の必要性は低い.

・急性貧血（消化管出血など）：臨床症状を確認しながら，Hb 値 7〜8 g/dL をトリガー値として投与.

・術前の 10/30 ルール（Hb 値 10 g/dL, ヘマトクリット値 30％以上にすること）はエビデンスがない.

パネル 5.3	周術期の赤血球製剤投与

＜製剤の特徴＞
- 全血から赤血球のみを濃縮した製剤（Hb 値　約 19 g/dL, ヘマトクリット値約 54％）

＜目的＞
- ヘモグロビンの補充による組織酸素供給の改善

＜投与の指標（トリガー値*）＞

	ヘモグロビン濃度 (g/dL)
ASA PS 1〜2 の循環・呼吸器合併症のない患者の非心臓手術	7〜8
ASA PS 3〜4 の循環器疾患（特に虚血性心疾患），呼吸器疾患，脳循環障害を有する患者の非心臓手術	8〜10
人工心肺を使用する心臓血管外科手術（心肺離脱後）	9〜10
敗血症患者	7
ASA PS: 米国麻酔科学会　全身状態分類	

1: 基礎疾患のない健康な患者　　　　4: 疾患によって日常生活が困難
2: 併存疾患があるがコントロール良好　5: 瀕死の状態で死亡する可能性あり
3: 併存疾患がありコントロール不良

＊トリガー値とは "この値を下回るべきではないという数値". 輸血開始の基準値となる.

参考　トリガー値とは "この値を下回るべきではないという数値". 輸血開始の基準値となる.

(2)　術中・術後投与　（パネル 5.3）

・術中・術後投与のトリガー値は患者の合併症や術式によって異なる.

・過剰な RBC 投与は予後の悪化と相関するとの報告もあるため，Hb 値を過度に上昇させる必要

はない（11〜13 g/dL 程度まで）.

・急速に進行する術後出血に対してはバイタルサインを確認しながら，RBC を投与する.

（3）投与方法

・RBC の投与量は次の計算式から求める（パネル 5.4）

予測上昇 Hb 値（g/dL）＝投与 Hb 量（g）/循環血液量（dL）

投与 Hb 量: RBC 製剤の容量（mL）/100×19 g/dL（RBC 製剤中の Hb 含有量）

循環血液量（dL）＝体重（kg）×0.7 dL/kg

（4）周術期の主な副反応

・高カリウム血症: 急速・大量投与時の血球破壊による高カリウム血症.

・輸血関連循環過負荷（TACO: transfusion associated circulatory overload）: 容量負荷による心不全.

・溶血性副反応: 異型輸血やポンピングによる血球破壊.

・非溶血性副反応: アレルギー反応（紅斑, 膨隆疹など）, アナフィラキシーなど.

パネル 5.4	赤血球液を投与する際の計算式

予測上昇 Hb 値（g/dL）＝投与 Hb 量（g）/循環血液量（dL）
　投与 Hb 量: RBC 製剤の容量（mL）/100×19 g/dL（RBC 製剤中の Hb 含有量）
　循環血液量（dL）＝体重（kg）×0.7 dL/kg

＊ 体重 50 kg の患者に RBC-LR 2 単位（280 mL）を投与した場合,
　（280/100×19）÷（50×0.7）＝1.52 g/dL のヘモグロビン値上昇が見込まれる.

2.2　新鮮凍結血漿（FFP: fresh frozen plasma）（パネル 5.5）

・FFP の主な投与目的は凝固因子の補充である.

・周術期の FFP 投与の主な目的は凝固障害による止血困難の治療である.

・単なる循環血液量の補正やタンパク補充目的の投与は行わない.

2.2.1　周術期の FFP 投与

（1）術前投与（パネル 5.5）

・重症肝障害（劇症肝炎や肝硬変など）: 凝固因子産生が低下し, 出血傾向をきたした場合. 急性肝不全では血漿交換を行うこともある.

・DIC（播種性血管内凝固: disseminated intravascular coagulation）: 消費性の凝固因子低下によって, 出血傾向をきたした場合.

・濃縮製剤のない凝固因子欠乏症（第 V 因子欠乏症や第 XI 因子欠乏症など）患者が手術・観血的処置を受ける場合.

> | パネル 5.5 | 周術期の新鮮凍結血漿投与 |
>
> **＜製剤の特徴＞**
> - 全血献血由来または成分献血によって抽出した血漿製剤
> - 凝固因子のほかアンチトロンビンなどの凝固制御因子やアルブミンなど血漿中のすべての物質を含有する．
>
> **＜目的＞**
> - 凝固因子の補充による血液凝固能の回復
>
> **＜周術期に適応となる疾患＞**
> - 肝硬変などの高度肝障害患者の出血傾向・観血的処置（凝固因子産生低下）
> - DIC，大量出血時の出血傾向（凝固因子喪失・消費）
> - 濃縮製剤のない凝固因子欠乏症による出血傾向（凝固因子欠乏）
> - ワルファリン（クマリン系製剤）の緊急拮抗（凝固因子産生低下）
> - TTP・HUS 患者（von Willebrand 因子切断酵素欠乏）
> - プロテイン C/S 欠乏症による血栓傾向（凝固制御因子欠乏）
>
> **＜不適切な投与＞**
> - 単なる循環血液量の補正
> - タンパク質補充（栄養目的）
> - 創傷治癒目的
> - 末期患者

・ワルファリン（ビタミン K 拮抗薬）内服患者が手術を受ける場合の緊急拮抗．

・血栓性血小板減少性紫斑病（TTP: thrombotic thrombocytopenic purpura）・溶血性尿毒症（HUS: hemolytic uremic syndrome）患者が手術・観血的処置を受ける場合．

(2) 術中・術後投与

・大量出血: 喪失・消費・希釈性の凝固因子欠乏によって出血傾向・止血困難をきたした場合，（1）に準ずる．

(3) 投与方法（パネル 5.6）

・融解後は速やかに投与する．保存する場合は 2〜6℃ で管理し，融解後 24 時間以内に使用する．

・凝固因子活性を 20% 上昇させるのに必要な FFP は約 8 mL/kg（パネル 5.6）．

・出血治療目的に投与する場合は，PT/APTT やフィブリノゲン値などの検査値を参考に，術野の出血を確認しながら投与する．大量出血時はフィブリノゲンが最も早く止血限界閾値まで低下することが知られている（パネル 5.7）．

(4) 周術期の主な副反応

・TACO: FFP は容量負荷になりやすい．

・低カルシウム血症: 大量投与時に生じやすい．血圧の低下や凝固障害の原因になる．

・ナトリウム負荷: 全血 400 mL 由来の FFP-LR240 には約 0.9 g のナトリウムが含まれる．

・輸血関連急性肺障害（TRALI: transfusion related acute lung injury）

・非溶血性副反応: アレルギー反応（紅斑，膨隆疹など），アナフィラキシーなど．

パネル 5.6 　　新鮮凍結血漿投与の指標

＜使用法＞
• 30〜37℃で融解し，投与．保存する場合は 2〜6℃で 24 時間以内に使用する．

＜投与の指標（トリガー値）＞
• 凝固因子の低下による PT，APTT の延長，低フィブリノゲン血症
　① PT　　　INR 2.0 以上 または 30%以下
　② APTT　　各施設の基準上限の 2 倍以上 または 25%以下
　③ フィブリノゲン値　　150 mg/dL 以下 または これ以下に進展する可能性がある場合

＜投与量＞
• 凝固因子活性を 20〜30%上昇させる場合，8〜12 mL/kg を投与
　　　　　　　　　　　　　　　　　　　　（回収率 100%の場合）
• 出血時は回収率が低下するため凝固因子活性の上昇も鈍化する．出血傾向とともに検査値を参考に投与量を決定する．

パネル 5.7 　　止血に必要な最低限の凝固因子量と出血量の関係

因子	止血限界閾値	出血量（%）[1]
血小板	$50 \times 10^3/\mu L$	230（169〜294）
フィブリノゲン	100 mg/dL	142（117〜169）
プロトロンビン	20%[2]	201（160〜244）
第 V 因子	25%[2]	229（167〜300）
第 VII 因子	20%[2]	236（198〜277）

1.　循環血液量に対する割合，2.　正常値に対する割合
（Hiippala S, et al. Anesth Analg. 1995; 81: 360-5.）

2.3　血小板濃厚液（PC: platelet concentrate）（パネル 5.8）

・PC の投与目的は血小板数または血小板機能の低下による出血の治療または出血予防である．
・周術期に PC を投与する頻度は低いが，血小板減少性疾患（特発性血小板減少性紫斑病など）合併患者や人工心肺を使用する心臓血管外科手術，大量出血症例では PC 投与が必要となる．

2.3.1　周術期の血小板製剤投与

（1）術前投与

・血小板数 5 万/μL 未満で出血傾向があれば血小板製剤の投与を行う．
・血小板数 5 万/μL 未満であっても出血傾向がない場合，血小板製剤投与は必ずしも必要ない．

パネル 5.8	周術期の血小板製剤投与

＜目的＞
- 血小板数または機能の低下による出血の治療または予防

＜投与の指標（トリガー値）＞
- 原則として出血傾向がなければ投与は必須ではない

	血小板数（/μL）
待機手術	5 万
人工心肺を使用する心臓外科手術の人工心肺離脱後（出血が持続する場合）	5〜10 万（10 万）
外傷性頭蓋内出血や頭蓋内手術など局所止血が困難な手術	10 万
中心静脈カテーテル挿入	2 万
腰椎穿刺	5 万
DIC に伴う出血	5 万

(2) 術中・術後投与

・一般的な手術では術野の出血を確認しながら血小板数 5 万/μL 以上を指標に血小板製剤を投与する.

・外傷性頭蓋内出血や頭蓋内手術では血小板数 10 万/μL 以上を指標にする.

・人工心肺を使用する心臓血管外科手術では人工心肺離脱後の血小板数 5〜10 万/μL 以上を指標に血小板製剤を投与する. 出血が持続する場合は 10 万/μL 以上も考慮する.

・中心静脈カテーテル挿入時は 2 万/μL 以上, 腰椎穿刺時は 5 万/μL 以上を指標とする.

・DIC では血小板数 5 万/μL 未満かつ出血傾向を認める場合に血小板製剤投与を考慮する.

(3) 投与方法（パネル 5.9)

・PC を投与する際は以下の計算式から予測血小板増加数を算出し, 投与量を決める.

予測血小板増加数＝輸血血小板総数/｛循環血液量（mL）×10^3｝×2/3

＊PC10 単位中の血小板数は $2×10^{11}$ 個以上

パネル 5.9	血小板製剤投与の目安

＜投与量＞
- 予測血小板増加数（/μL）＝輸血層血小板数/｛循環血液量（mL）×10^3｝×2/3

    血小板濃厚液 10 単位中には $2×10^{11}$ 個以上の血小板が含まれるため, 体重 50 kg の患者（循環血液量 3,500 mL）に投与した場合, 38,000/μL 程度の上昇が見込まれる.

    出血時は回収率が低下するため, 実際の効果は予測増加数よりも低くなる.

（4）周術期の主な副反応

・感染症: 室温保存のため細菌感染に注意する.

・非溶血性副反応: アレルギー反応（紅斑, 膨隆疹など）, アナフィラキシーなど.

2.4　アルブミン製剤

・周術期のアルブミン製剤投与の目的は血漿膠質浸透圧上昇による循環血漿量の維持・増加である.

・周術期は出血性ショックや熱傷, 低アルブミン血症などに対して投与される.

・アルブミン製剤には等張製剤と高張製剤があり, 多くの症例で等張製剤が使用される.

2.4.1　周術期のアルブミン製剤投与（パネル 5.10）

（1）術前投与

・低アルブミン血症の数値補正のみを目的として術前投与することはない.

・非代償性肝硬変に伴う難治性腹水のコントロール.

・重症筋無力症やギランバレー症候群などでの血漿交換.

・低アルブミン血症による浮腫など.

（2）術中・術後投与

・出血に対しては晶質液や人工膠質液の投与が優先され, アルブミン製剤が第1選択となることはない. 人工膠質液に対するアレルギーではアルブミン製剤が使用される.

・急性出血性ショックで他に血液製剤がない場合.

| パネル 5.10 | 周術期のアルブミン製剤投与 |

＜目的＞
- 血漿膠質浸透圧の上昇による循環血漿量の維持・増加

＜指標＞
- 必要投与量＝期待上昇濃度（g/dL）×循環血漿量（dL）×2.5
　　　　　　＝期待上昇濃度（g/dL）×0.4 dL/kg×体重（kg）×2.5
　　　　　　＝期待上昇濃度（g/dL）×体重（kg）

＜適応＞
- 非代償性肝硬変に伴う難治性腹水
- 出血性ショック
- 人工心肺を使用する心臓血管外科手術
- 肝移植, 広範囲熱傷の手術など

＜不適切な投与＞
- タンパク補給（栄養目的）
- 単なる血清アルブミン濃度の維持
- 脳虚血, 外傷性脳出血
- 末期患者

・血漿膠質浸透圧の低下によって循環動態の維持が困難な場合.

・人工心肺を使用する心臓血管外科手術（特に小児）.

・肝移植手術，広範囲熱傷の手術など.

（3）投与方法

・低アルブミン血症の補正に使用する場合は血漿アルブミン濃度を指標として投与する.

（4）周術期の主な副反応

・ナトリウム負荷

・血圧低下

・心不全・肺水腫

3 周術期・外科領域の輸血の実際

・周術期の輸血の必要性は患者の術前状態（貧血や凝固異常の有無），術式に伴う出血リスクによって異なる.

・急速に凝固障害が進行し出血傾向となる疾患や，循環動態に大きな影響を与える大量出血など病態は様々である.

3.1 周術期に輸血を必要とする疾患・術式

周術期に輸血を必要とする疾患・術式は以下のとおりである.

① 人工心肺を使用する心臓外科手術，大血管手術（腹部・胸部大動脈瘤など）

② 腹部外科手術（肝臓切除術，肝移植，腹部悪性腫瘍手術）

③ 婦人科手術（子宮筋腫，子宮腺筋症，子宮内膜症，子宮・卵巣悪性腫瘍手術）

④ 産科出血（前置胎盤，常位胎盤早期剥離，子宮破裂，弛緩出血など）

⑤ 脊椎手術（側弯症手術など）

⑥ 転落や交通事故による外傷（多発骨折，肝破裂，脾破裂，大動脈解離など）

3.2 周術期出血への対応

・出血性ショック（循環動態の破綻）の多くは緊急輸血・大量輸血を必要とする.

・出血量だけでなく出血のスピードも循環動態の変化に影響する.

・循環動態の評価にはショックインデックス（SI）も参考にする（パネル 5.11）.

3.2.1 緊急輸血

＊緊急輸血とは，出血性ショックに対し迅速に行う輸血である.

・輸血に先立ち静脈路や気道確保など救命に必要な処置を行う（パネル 5.12）.

・一般に循環血液量の 30％ 以上の出血では輸血が必要となる（パネル 5.13）.

・Hb 値の低下よりも循環動態の破綻が生命にかかわる.

・迅速な輸血開始が求められるため，輸血検査の一部省略や異型適合輸血が行われることもある.

（パネル 5.14）

パネル 5.11 　ショックインデックス

＜ショックインデックス　SI: shock index＞
• SI＝心拍数/収縮期血圧

SI	推定出血量（循環血液量に対する割合）	
＜0.5	500 mL 以下	（10% 以下）
0.5～＜1.0	500～1,000 mL	（10～20%）
1.0～＜1.5	1,000～1,500 mL	（20～30%）
1.5～＜2.0	1,500～2,000 mL	（30～40%）
≧2.0	2,000 mL 以上	（40%以上）

パネル 5.12 　緊急時の対応と輸血

＜ショックへの対応＞
• バイタルサインの確認
• 気道確保
• 静脈路の確保，輸液（晶質液，膠質液）
• 昇圧剤
• 輸血のオーダー

＜輸血検査＞
• 施設毎の取り決めに従って，緊急度に応じて標準交差適合試験を省略し製剤出庫
　　製剤出庫後に正規の検査を実施し，診療科への報告と診療録への記録
• 異型適合輸血

＊緊急輸血に際して通常の検査手順と異なる対応を行った場合は必ず診療録に記録を残す

3.2.2　大量出血 （パネル 5.15）

＊大量出血とは，24 時間以内に循環血液量以上の出血を生じた場合，または 20 単位/日以上の RBC 投与を必要とする出血である．

・近年の大量出血治療ではフィブリノゲン補充の重要性が認識されている．
　フィブリノゲン補充のために新鮮凍結血漿だけでなくクリオプレシピテートやフィブリノゲン製剤の投与も行われることがある（パネル 5.16）．

・大量出血治療では輸血療法のみではなく，抗線溶療法などの補助治療も重要である．

パネル 5.13　出血による生体変化

＜出血による生体変化＞

循環血液量に対する出血量	心拍数/血圧	症状	対応
～10%	ほぼ不変		観察・輸液（晶質液）
10〜30%	上昇/低下	冷や汗，めまい，悪心（VVR）	輸液（晶質液，人工膠質液）昇圧剤
＞30%	上昇（不整脈）/低下（ショック）	意識レベル低下	輸液，輸血，昇圧剤

VVR: 血管迷走神経反応
＊10%以下の出血量であっても短時間で出血するとショックになりうる．
＊Hb 値の低下よりも循環動態の破綻が生命にかかわる．

パネル 5.14　異型適合輸血の組み合わせ

＜異型適合輸血の組み合わせ＞

患者血液型	赤血球液	新鮮凍結血漿	血小板濃厚液
A	A＞O	A＞AB＞B	A＞AB＞B
B	B＞O	B＞AB＞A	B＞AB＞A
AB	AB＞A＝B＞O	AB＞A＝B	AB＞A＝B
O	O	全血液型	全血液型
不明	O	AB	AB＞A＝B

メモ	タイトル	年．月．日	重要度

_____

_____

_____

_____

_____

| パネル 5.15 | 大量出血の治療 |

<大量出血>
- 24 時間以内に循環血液量以上の出血または 20 単位/日以上の赤血球製剤投与を必要とする出血.

<大量出血治療に使用する製剤>
- 赤血球製剤
- 新鮮凍結血漿
- 血小板濃厚液
- アルブミン製剤
- 血漿分画製剤
  フィブリノゲン濃度を効率的に上昇させるためにクリオプレシピテート, フィブリノゲン濃縮製剤を使用することもある.
  * 外傷・心臓外科・産科領域の大量出血では新鮮凍結血漿/赤血球製剤比で 1 またはそれ以上での投与が推奨されている.

<大量輸血の合併症>
- 低体温
- 低カルシウム血症
- 高カリウム血症
- 輸血関連急性肺障害（transfusion related acute lung injury: TRALI）
- TACO

| パネル 5.16 | フィブリノゲン補充を優先した治療 |

<クリオプレシピテート>
- FFP を 4℃で緩徐に融解した後に遠心し, 沈降物のみを抽出して再パック・再凍結した製剤（院内で調製する）.
- FFP-LR480 から約 50 mL のクリオプレシピテートができる.
- フィブリノゲン, 第 VIII 因子, フィブロネクチンなどを高濃度に含む.
- FFP 投与として保険請求可能.

<フィブリノゲン製剤>
- ヒト血漿からフィブリノゲンのみを抽出した乾燥濃縮製剤.
- 適応は「先天性低フィブリノゲン血症の出血傾向」だが, 大量出血症例（後天性低フィブリノゲン血症）で適応外使用されることがある.
- 2021 年に「産科危機的出血に伴う後天性低フィブリノゲン血症」へ適応が拡大され, 心臓外科手術における出血への適応拡大も検討されている.

3.3　手術室での輸血と準備

3.3.1　オーダー時の留意事項

・手術室で使用する輸血用血液製剤をオーダーする際は以下の点を考慮する.

（1）患者因子

・術前状態

体格，運動耐容能，Hb 値，凝固異常の存在など

・患者合併症による出血リスク

血液凝固疾患，抗凝固・抗血小板療法，呼吸器・循環器疾患の合併，術前からの出血など

・血液型

低頻度の血液型，不規則抗体など

・宗教・思想による輸血拒否

（2）手術因子

・手術操作に伴う出血（予想出血量）

・術者の技量

（3）環境因子

・輸血部の体制

・血液供給体制（血液センターからの搬送時間）

・夜間・緊急手術

＊血液製剤は有限の貴重な治療製剤なので，無駄な準備や過剰な投与は極力回避する！

3.3.2　待機手術での輸血準備

・必要な輸血を準備し不必要な輸血準備を極力回避する方法として，以下の３つの方法が用いられている.

（1）血液型・不規則抗体スクリーニング法（T&S: Type & Screen）（パネル 5.17）

・コンピュータクロスマッチと組み合わせることでヒューマンエラーの回避と作業の効率化，出

| パネル 5.17 | 血液型・不規則抗体スクリーニング法（T&S: Type & Screen） |

＜方法＞
- 術中輸血の可能性が低い，または直ちに輸血する可能性が低い手術が対象.
- ABO 血液型，RhD 血液型，不規則抗体の術前に調べ，RhD 陽性で不規則抗体陰性の場合は事前に交差適合試験済みの製剤の準備はせずに手術に臨む.
- 術中に輸血が必要になったら製剤のオモテ検査を行い ABO 血液型を確認するか，生食法で交差適合試験の主検査のみ行って輸血.

＜対象症例＞
- 予想出血量が 500 mL 以下の手術.
- 平均出血量が循環血液量の 10〜20%前後の手術.
- 輸血を行う可能性が 30%以下の手術　など.

パネル 5.18 　コンピュータークロスマッチ

＜方法＞
- あらかじめオモテ検査で確認している血液製剤の血液型と患者血液型をコンピュータを用いて照合し輸血の適合性を確認する方法．ヒューマンエラーの回避や作業の効率化，出庫時間の短縮ができる．

＜必要な条件＞
① 結果の不一致や製剤の選択が誤っている際には警告すること
② 患者の血液型が 2 回以上異なる検体により確認されていること
③ 製剤の血液型が再確認されていること
④ 患者が臨床的に問題となる不規則抗体を保有していないこと

パネル 5.19 　最大手術血液準備量（MSBOS: Maximum Surgical Blood Order Schedule）

＜方法＞
- 確実に輸血が必要な手術では，各施設の過去の手術例から術式ごとの輸血量（T）と準備血液量（C）を調べ，C/T 比が 1.5 以下になる量の製剤を交差適合試験を行って事前に準備する．
- C/T 比を低く設定すると輸血準備量は少なくなるが，患者の血液型や不規則抗体の有無，血液の供給体制などを考慮して各施設で C/T 比を設定する必要がある．

（例）直腸低位前方切除術の平均 RBC 投与量　6.0 単位　の場合，
　　　C/T 比　1.5 だと　6.0×1.5＝9.0 ⇒　9 または 10 単位準備する
　　　C/T 比　1.0 だと　6.0×1.0＝6.0 ⇒　6 単位準備する

　庫時間の短縮ができる（パネル 5.18）．

(2) 最大手術血液準備量（MSBOS: Maximum Surgical Blood Order Schedule）（パネル 5.19）

(3) 手術血液準備量計算法（SBOE: Surgical Blood Order Equation）（パネル 5.20）

・術式別の平均出血量から各患者の許容出血量を引いた差を単位数に換算して準備輸血量とする方法．

3.3.3　術前に注意を要する疾患

・凝固因子活性や血小板数の低下・異常をきたす疾患や抗凝固薬・抗血小板薬を内服している患者には注意が必要である（パネル 5.21）．

3.3.4　術前の輸血

・Hb 値 6～7 g/dL 程度で臨床症状がなく，循環動態が安定していれば基本的に術前輸血の必要はない．

・症状がある場合，術前に持続的な出血が存在する場合は，検査値と症状を確認しながら 7～10

パネル 5.20　　手術血液準備量計算法（SBOE: Surgical Blood Order Equation）

＜計算方法＞

＊SBOE（単位）＝平均出血量（mL）/200－許容出血量（単位）

- 平均出血量（mL）を 200 で割るのは単位数に換算するため.
- 許容出血量（単位）＝｛術前 Hb 値－輸血トリガー値（g/dL）｝÷40/体重
  RBC1 単位（200 mL 由来）中にはヘモグロビンが約 28 g 含まれているので，循環血液量 BW（kg）×0.7 dL/kg の患者に RBC1 単位を輸血した場合のヘモグロビン増加量は 28÷（BW×0.7）＝40/体重（g/dL）となる.

算出した SBOE が 0.5 以下の場合は T&S の対象とし，0.5 より大きい場合は四捨五入した整数値の単位数だけ輸血を準備する.

一般的な RBC のトリガー値は 7～8 g/dL だが，虚血性心疾患患者などでは 10 g/dL とする.

- 体重 60 kg，術前 Hb 値 10.5 g/dL，平均出血量 1500 mL の手術であれば，
  SBOE＝1500/200－｛（10.5－8）÷（40/60）｝
  　　　＝7.5－3.75
  　　　＝3.75　　　したがって，4 単位準備する

パネル 5.21　　術前に注意を要する疾患

- 肝硬変・肝不全（凝固因子産生の低下）
- 急性閉塞性胆管炎（ビタミン K 吸収障害による凝固因子産生低下）
- 血友病などの凝固因子欠乏症（凝固因子の欠乏）
- 血小板無力症（血小板機能障害）
- Bernard-Soulier 症候群（血小板機能障害）
- von Willebrand 病（血小板粘着障害）
- IgA 欠損症（洗浄赤血球が必要）
- 抗凝固薬・抗血小板薬の内服

---

g/dL 程度を目安に適宜輸血を行う.

・過去に行われていた，術前のヘモグロビン値（ヘマトクリット値）を一律 10 g/dL（30％）以上になるよう輸血する 10/30 ルールにはまったく根拠がなく，現在では行われていない.

3.3.5　術中の輸血（パネル 5.22）

・術中の輸血は術前状態（Hb 値，合併症，体格など），出血量・スピード，循環動態などを指標に決定する.

・循環血液量の 10～20％の出血
　　輸液（晶質液・人工膠質液）で対応

・循環血液量の 20～50％の出血

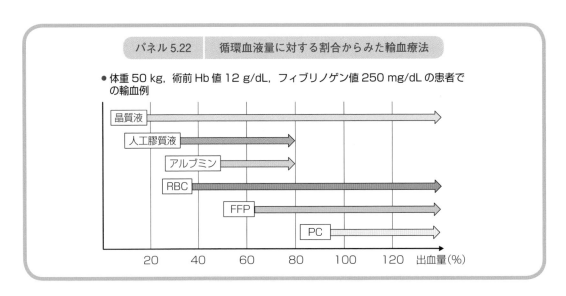

パネル5.22　循環血液量に対する割合からみた輸血療法

● 体重50 kg，術前Hb値12 g/dL，フィブリノゲン値250 mg/dLの患者での輸血例

晶質液
人工膠質液
アルブミン
RBC
FFP
PC

20　40　60　80　100　120　出血量(%)

　　輸液（晶質液・人工膠質液），RBC，アルブミン製剤で対応．

・循環血液量の50〜80％の出血

　　輸液（晶質液・人工膠質液），RBC，アルブミン製剤，FFPで対応．人工膠質液・アルブミン製剤の大量投与は希釈性凝固障害の原因になる．

・循環血液量の80％以上の出血

　　輸液（晶質液），RBC，FFP，PCで対応．この段階ではFFPの大量投与になっているためアルブミン製剤の必要性は低い．PCは出血の状況と血小板数を確認し投与を判断する．

3.3.6　大量出血をきたしやすい手術・疾患

① 人工心肺を使用する心臓外科手術，大血管手術（腹部・胸部大動脈瘤など）

② 腹部外科手術（拡大肝臓切除術，肝移植）

③ 婦人科手術（子宮・卵巣悪性腫瘍手術）

④ 産科出血（前置胎盤，常位胎盤早期剝離，子宮破裂，弛緩出血など）

⑤ 脊椎手術（側弯症手術など）

⑥ 転落や交通事故による外傷（多発骨折，肝破裂，脾破裂，大動脈解離など）

3.3.7　大量出血の病態（パネル5.23）

・大量出血時は凝固因子の喪失・消費・希釈（輸液や赤血球製剤投与による血漿成分の希釈）によって凝固因子が低下し，凝固因子の中でもフィブリノゲンが最も早く止血限界閾値に到達することが指摘されている．

・大量出血症例では凝固因子や血小板数の低下だけでなく，線溶亢進も止血困難の一因となるので抗線溶療法も必要である．

・心臓血管外科・産科・外傷領域の大量出血ではフィブリノゲン値を効率的に回復させるためにクリオプレシピテートやフィブリノゲン製剤を投与する場合がある（パネル5.24）．

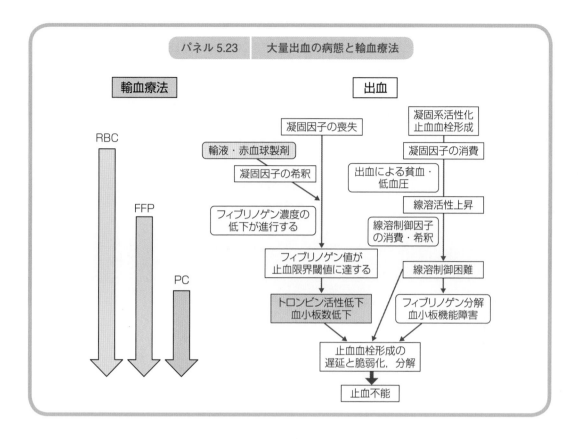

パネル5.23 | 大量出血の病態と輸血療法

輸血療法

RBC

FFP

PC

出血

凝固系活性化
止血血栓形成

凝固因子の喪失

凝固因子の消費

輸液・赤血球製剤

凝固因子の希釈

出血による貧血・
低血圧

フィブリノゲン濃度の
低下が進行する

線溶活性上昇

線溶制御因子
の消費・希釈

フィブリノゲン値が
止血限界閾値に達する

線溶制御困難

トロンビン活性低下
血小板数低下

フィブリノゲン分解
血小板機能障害

止血血栓形成の
遅延と脆弱化, 分解

止血不能

3.3.8 術後の輸血

・術後はドレーンからの出血や循環動態の変化に注意する. 明らかな活動性出血がなく, 循環動態が安定していれば術後輸血の必要性は低い.

・術後出血を疑った場合は, RBC投与に加え, 早急に外科的止血処置を行う.

メモ	タイトル	年. 月. 日	重要度

| | パネル 5.24 | フィブリノゲン補充に有効な製剤の比較 | |

<フィブリノゲン補充に有効な製剤の比較>

	FFP	クリオプレシピテート	フィブリノゲン製剤
フィブリノゲンの含有量	250 mg/dL （200〜250）	1,200 mg/dL （900〜1,500）	2,000 mg/dL 1 製剤 1 g/50 mL
含有する凝固因子	すべての凝固因子アンチトロンビンなど血漿内のすべてのタンパク	フィブリノゲン, von Willebrand 因子 VIII 因子, XIII 因子	フィブリノゲン
施設内での長期保存	（−）	（−）	（＋）
ABOクロスマッチ	要	要	不要
製剤の準備時間	FFP-480 で 30〜40 分	1 パック 10〜15 分	10〜15 分
フィブリノゲン1 g の補充に必要な容量	400〜500 mL	80〜100 mL	50 mL

＊ クリオプレシピテートは FFP-480 から精製した場合，容量は 50 mL 程度　フィブリノゲン回収率は 50〜60%

〈香取信之〉

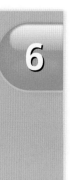

6 産科領域における輸血療法
産科領域での大量出血と輸血療法の実際

1 周産期の出血

　分娩時の出血は単胎経腟分娩では 800 mL，多胎帝王切開では羊水を含めて 2,300 mL と多い（90 パーセンタイル値）（パネル 6.1）．日本の妊産婦死亡数は年々減少し，年間 50 例程度まで低下しているが，妊産婦の約 300 人に 1 人には生命を脅かすような出血があると推定されている．分娩前には予測困難である大量出血はすべての妊婦に起こり得るため，周産期に携わる医療スタッフは「産科危機的出血への対応指針（2022 年 1 月）」（産科危機的出血への対応ガイドライン作成委員会）を理解し，緊急時にとるべき行動につきシュミレーションをしておくことが肝要である．パネル 6.2 に「産科危機的出血への対応フローチャート」を示した．分娩時には出血量の把握が難しいためバイタルサイン（のみ）を指標とする（産科の）「ショックインデックス（SI）」（パネル 6.3）が作られた．また，産科の病態を考慮した「産科 DIC スコア」（パネル 6.4）も示されている．

2 産科出血への対応 （パネル 6.5）

2.1 輸血前検査
　血液型（ABO，RhD），赤血球不規則抗体スクリーニング検査を必ず行う．

2.2 診断
　前置・低置胎盤，巨大筋腫合併，多胎，癒着胎盤の可能性がある場合は高次施設での分娩・自己血貯血を考慮する．

パネル 6.1	分娩時出血量	
分娩様式/胎児数	経腟分娩	帝王切開
単胎	800 mL	1,500 mL
多胎	1,600 mL	2,300 mL

（久保隆彦．日産婦会誌．2010; 62: N-121-5）

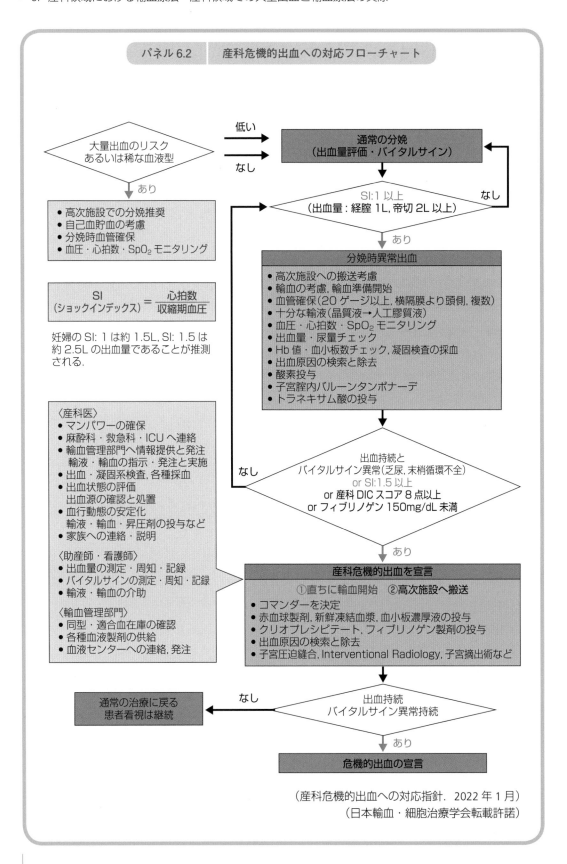

パネル6.2　産科危機的出血への対応フローチャート

大量出血のリスク
あるいは稀な血液型

低い / なし → 通常の分娩
（出血量評価・バイタルサイン）

あり →
- 高次施設での分娩推奨
- 自己血貯血の考慮
- 分娩時血管確保
- 血圧・心拍数・SpO$_2$モニタリング

$$\text{SI（ショックインデックス）} = \frac{\text{心拍数}}{\text{収縮期血圧}}$$

妊婦の SI: 1 は約 1.5L, SI: 1.5 は約 2.5L の出血量であることが推測される.

SI:1 以上
（出血量：経腟 1L, 帝切 2L 以上）

なし / あり

分娩時異常出血
- 高次施設への搬送考慮
- 輸血の考慮, 輸血準備開始
- 血管確保（20 ゲージ以上, 横隔膜より頭側, 複数）
- 十分な輸液（晶質液→人工膠質液）
- 血圧・心拍数・SpO$_2$モニタリング
- 出血量・尿量チェック
- Hb 値・血小板数チェック, 凝固検査の採血
- 出血原因の検索と除去
- 酸素投与
- 子宮腔内バルーンタンポナーデ
- トラネキサム酸の投与

〈産科医〉
- マンパワーの確保
- 麻酔科・救急科・ICU へ連絡
- 輸血管理部門へ情報提供と発注
  輸液・輸血の指示・発注と実施
- 出血・凝固系検査, 各種採血
- 出血状態の評価
  出血源の確認と処置
- 血行動態の安定化
  輸液・輸血・昇圧剤の投与など
- 家族への連絡・説明

〈助産師・看護師〉
- 出血量の測定・周知・記録
- バイタルサインの測定・周知・記録
- 輸液・輸血の介助

〈輸血管理部門〉
- 同型・適合血在庫の確認
- 各種血液製剤の供給
- 血液センターへの連絡, 発注

出血持続と
バイタルサイン異常（乏尿, 末梢循環不全）
or SI:1.5 以上
or 産科 DIC スコア 8 点以上
or フィブリノゲン 150mg/dL 未満

なし / あり

産科危機的出血を宣言
①直ちに輸血開始　②高次施設へ搬送
- コマンダーを決定
- 赤血球製剤, 新鮮凍結血漿, 血小板濃厚液の投与
- クリオプレシピテート, フィブリノゲン製剤の投与
- 出血原因の検索と除去
- 子宮圧迫縫合, Interventional Radiology, 子宮摘出術など

出血持続
バイタルサイン異常持続

なし → 通常の治療に戻る
患者看視は継続

あり → 危機的出血の宣言

（産科危機的出血への対応指針. 2022 年 1 月）
（日本輸血・細胞治療学会転載許諾）

| パネル6.3 | ショックインデックス(SI) |

SI＝心拍数/収縮期血圧

【妊婦の場合】
　SI: 1 は約 1.5 L，SI: 1.5 は約 2.5 L の出血量があると推定される.

【SI: 1 以上では出血量が経腟 1 L，帝切 2 L 以上】
　出血持続とバイタルサイン異常（乏尿，末梢循環不全）または SI: 1.5
以上または産科 DIC スコア 8 点以上（または単独でフィブリノゲン
150 mg/dL 以下）のいずれかを認めたら直ちに輸血を開始.
　　　　　　　　　（産科危機的出血への対応指針．2017 年 1 月）
　　　　　　　　　（日本輸血・細胞治療学会転載許諾）

| パネル6.4 | 産科 DIC スコア |

（8〜12 点: DIC に進展する可能性が高い，13 点以上: DIC）

基礎疾患	点数	臨床症状	点数	検査	点数
胎盤早剥 （児死亡）	5	急性腎不全 （無尿）	4	FDP: 10 μg/dL 以上	1
〃 （児生存）	4	〃 （乏尿）	3	血小板: 10 万/mm^2 以下	1
羊水塞栓 （急性肺性心）	4	急性呼吸不全 （人工換気）	4	フィブリノゲン 150 mg/dL 以下	1
〃 （人工換気）	3	〃 （酸素療法）	1	PT: 15 秒以上	1
〃 （補助換気）	2	臓器症状 （心）	4	出血時間: 5 分以上	1
〃 （酸素療法）	1	〃 （肝）	4	その他検査異常	1
DIC 型出血 （低凝固）	4	〃 （脳）	4		
〃 （出血量 2 L 以上）	3	〃 （消化器）	4		
〃 （出血量 1〜2 L 以上）	1	出血傾向	4		
子癇	4	ショック （心拍数 100 以下）	1		
その他基礎疾患	1	〃（血圧 90 以下）	1	（産科危機的出血への対応
		〃（冷汗）	1	指針．2017 年 1 月）
		〃（蒼白）	1	（日本輸血・細胞治療学会 転載許諾）

> **パネル 6.5　産科出血への対応**
>
> 1．輸血前検査
> 　　血液型（ABO，RhD），赤血球不規則抗体スクリーニング検査.
> 2．診断
> 　　前置・低置胎盤，巨大筋腫合併，多胎，癒着胎盤の可能がある場合
> 　　　→高次施設での分娩・自己血貯血を考慮.
> 3．経過中
> 　　SI が 1 となった時点で高次施設への搬送も考慮.
> 　　経腟分娩では出血量 1 L，帝王切開では 2 L を目安に輸血準備.
> 4．産科危機的出血
> 　　SI が 1.5 以上，産科 DIC スコアが 8 点以上→直ちに輸血開始.

2.3　分娩経過中

① SI が 1 となった時点で高次施設への搬送も考慮.

② 経腟分娩では出血量 1 L，帝王切開では 2 L を目安に輸血準備.

2.4　産科危機的出血

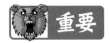 SI が 1.5 以上，産科 DIC スコアが 8 点以上→直ちに輸血開始.

2.5　救命を優先した輸血 （パネル 6.6）

　患者と出血の状態によって赤血球製剤とその検査を選択する．なお，緊急度をわかりやすく輸血管理部門へ連絡するために緊急度コードを使う案もある.

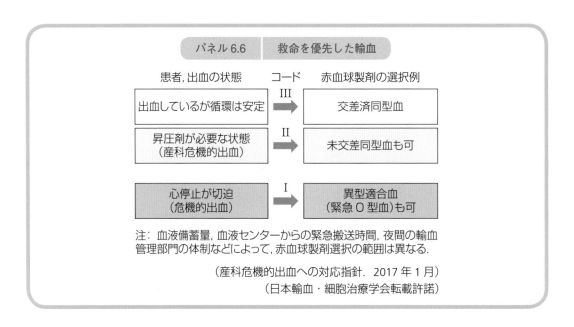

> **パネル 6.6　救命を優先した輸血**
>
> | 患者, 出血の状態 | コード | 赤血球製剤の選択例 |
> | --- | --- | --- |
> | 出血しているが循環は安定 | III | 交差済同型血 |
> | 昇圧剤が必要な状態（産科危機的出血） | II | 未交差同型血も可 |
> | 心停止が切迫（危機的出血） | I | 異型適合血（緊急 O 型血）も可 |
>
> 注：血液備蓄量，血液センターからの緊急搬送時間，夜間の輸血管理部門の体制などによって，赤血球製剤選択の範囲は異なる.
>
> （産科危機的出血への対応指針．2017 年 1 月）
> （日本輸血・細胞治療学会転載許諾）

緊急度コードⅢ

出血しているが循環は安定している場合は，通常の交差適合試験が済んだ適合血を輸血する．

緊急度コードⅡ

昇圧剤が必要な状態（産科危機的出血）では，血型のみを合わせ交差適合試験省略あるいは後追いとする．

緊急度コードⅠ

心停止が切迫（危機的出血）では，異型適合血（緊急O型赤血球液輸血）も認められる．

2.6　止血方法の種類（パネル6.7）

産後大量出血のときの止血方法には，ガーゼタンポン，子宮動脈や内腸骨動脈の結紮，子宮動脈塞栓術（UAE），バルーンカテーテル挿入術などがある．

パネル6.7	止血方法の種類とその比較	
方法	特徴	欠点
ガーゼタンポン	手技が簡便	感染しやすい
子宮内バルーン留置	手技が簡便	滑脱しやすい
子宮動脈・内腸骨動脈の結紮	産婦人科のみで実施可能	侵襲的（開腹術が必要）
子宮動脈塞栓術	子宮温存可能，開腹術より侵襲性が低い	放射線科医師の協力や血管造影室などの設備が必要
内腸骨・総腸骨バルーンカテーテル挿入術	前置（癒着）胎盤などの術中に大量出血を回避するために実施．	放射線科医師の協力や血管造影室などの設備が必要
子宮全摘出術，腟上部切断術	出血源そのものを除去できる	妊孕性を失う

2.7　自己血（パネル6.8）

基礎疾患に大量出血リスクがある場合，または稀な血液型では貯血条件をチェックして，適応であれば貯血式自己血輸血を行う．

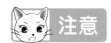

貯血の条件

　① 全身状態が良好

　② 原則として持続性出血がない

　③ 体重45kg以上

　④ 採取時Hb値10g/dL以上を目安

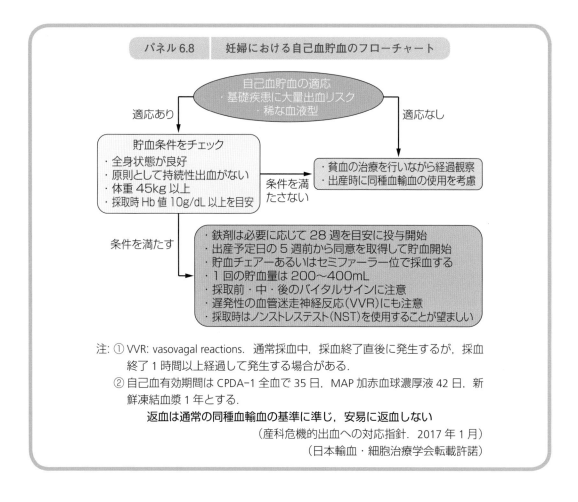

パネル6.8　妊婦における自己血貯血のフローチャート

自己血貯血の適応
・基礎疾患に大量出血リスク
・稀な血液型

適応あり　　　　　　　　　　　　　　　　　　適応なし

貯血条件をチェック
・全身状態が良好
・原則として持続性出血がない
・体重 45kg 以上
・採取時 Hb 値 10g/dL 以上を目安

条件を満たさない

・貧血の治療を行いながら経過観察
・出産時に同種血輸血の使用を考慮

条件を満たす

・鉄剤は必要に応じて 28 週を目安に投与開始
・出産予定日の 5 週前から同意を取得して貯血開始
・貯血チェアーあるいはセミファーラー位で採血する
・1 回の貯血量は 200〜400mL
・採取前・中・後のバイタルサインに注意
・遅発性の血管迷走神経反応(VVR)にも注意
・採取時はノンストレステスト(NST)を使用することが望ましい

注: ① VVR: vasovagal reactions. 通常採血中，採血終了直後に発生するが，採血
　　　終了 1 時間以上経過して発生する場合がある.
　　② 自己血有効期間は CPDA-1 全血で 35 日，MAP 加赤血球濃厚液 42 日，新
　　　鮮凍結血漿 1 年とする.
　　　　返血は通常の同種血輸血の基準に準じ，安易に返血しない
　　　　　　　　　　　　　　　（産科危機的出血への対応指針．2017 年 1 月）
　　　　　　　　　　　　　　　　　　（日本輸血・細胞治療学会転載許諾）

3　大量出血を起こす病態

　異常・大量出血になりやすい病態として，弛緩出血，前置胎盤，癒着胎盤，産道裂傷，常位胎盤早期剥離，羊水塞栓，子宮内反，筋腫合併妊娠，子宮外妊娠，多胎妊娠，血液疾患合併妊娠などがある．その他，感染症，妊娠高血圧症などもハイリスク群である（パネル6.9）.

4　周産期出血の問題点

周産期出血および止血には以下のような特徴がある.
① 胎盤剥離面からの出血は，子宮収縮と血液凝固に大きく影響されること.
② 軟産道の裂傷や血腫などは時として縫合が非常に困難であり，圧迫止血せざるを得ない場合がある.
③ 出血速度が速いことや羊水混入により正確な出血量の把握が困難である.
④ 出血直後のデータからは，必要輸血量を推測することが困難であること.
⑤ 子宮弛緩や消費性凝固障害による再度の大量出血があり得る（のでそれに備える必要がある）.

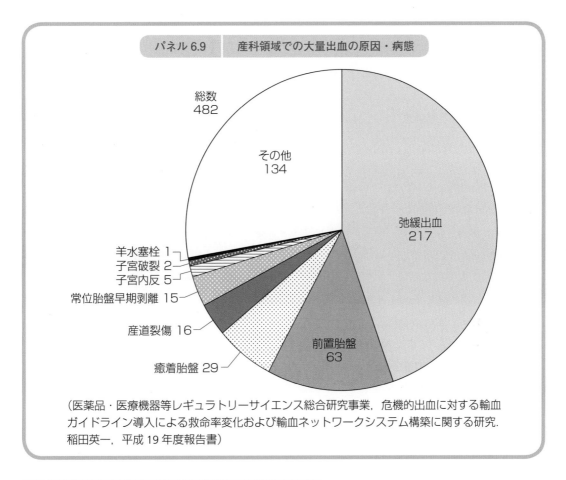

パネル 6.9 ｜ 産科領域での大量出血の原因・病態

総数 482

その他 134

弛緩出血 217

前置胎盤 63

癒着胎盤 29

産道裂傷 16

常位胎盤早期剥離 15

子宮内反 5

子宮破裂 2

羊水塞栓 1

（医薬品・医療機器等レギュラトリーサイエンス総合研究事業，危機的出血に対する輸血ガイドライン導入による救命率変化および輸血ネットワークシステム構築に関する研究．稲田英一，平成 19 年度報告書）

5 大量出血をきたす病態（各論）

5.1.1 弛緩出血

　正常分娩時には胎盤剥離面に開口している血管が子宮筋の収縮により絞扼される．凝固因子の作用も加わり出血は減少するが，弛緩出血では止まらない．リスク因子は，微弱陣痛，遷延分娩，巨大児，多胎妊娠，羊水過多，子宮筋腫，奇形，吸入麻酔薬などである．

5.1.2 弛緩出血への対応

(1) 子宮収縮を促す→子宮底マッサージ，冷却（アイスノン）．

(2) 子宮収縮剤の投与（オキシトシン，プロスタグランジン $F_2\alpha$）．

(3) 輸液・輸血．

(4) その他: 双手圧迫，子宮内ガーゼタンポン挿入，腟上部切断術，子宮動脈塞栓術．

5.2.1 子宮頸管裂傷

　分娩時に子宮口から子宮下部の下端に裂傷がおよぶ．さらに上方に進むと子宮動脈や腟円蓋部，腹膜にまで裂傷が達する場合がある．

　リスク因子は急速な分娩進行，吸引・鉗子分娩などである．

5.2.2　子宮頸管裂傷への対応

（1）縫合.

（2）後腹膜や腹腔内への出血が疑われる時には開腹止血.

5.3.1　常位胎盤早期剝離（パネル 6.10）

正常位置（子宮体部）に付着している胎盤が妊娠中・分娩経過中の胎児娩出前に子宮壁から剝離する疾患. 母児ともに重篤な障害をもたらす危険が高い. リスク因子は妊娠高血圧症候群, 前期破水, 感染, 機械的外力（外回転・打撲）, 喫煙などである.

5.3.2　常位胎盤早期剝離の症状と診断

（1）症状: 出血, 腹部緊満・腹痛は軽度〜高度まで様々.

（2）血液検査: 軽度の貧血・凝固系異常「すでに DIC に至っている例もある」.

（3）超音波: 胎盤後血腫像, 胎盤辺縁の血腫・変形像, 胎盤肥厚像.

（4）胎児心拍陣痛図（Cardiotocogram: CTG）: 頻回に繰り返す子宮収縮. 胎児心拍は頻脈・徐脈, 基線細変動の消失. 剝離面が少ない例では CTG で異常を呈さないか軽度な場合もあるため注意が必要.

5.3.3　常位胎盤早期剝離の治療

（1）胎児の娩出: 迅速に行う.

　　子宮内胎児死亡の場合: 娩出方法（経腟または帝切）は症例ごとに検討が必要.

（2）適正・迅速な輸液・輸血および DIC に対する治療.

（3）止血困難時には子宮摘出や子宮動脈塞栓術.

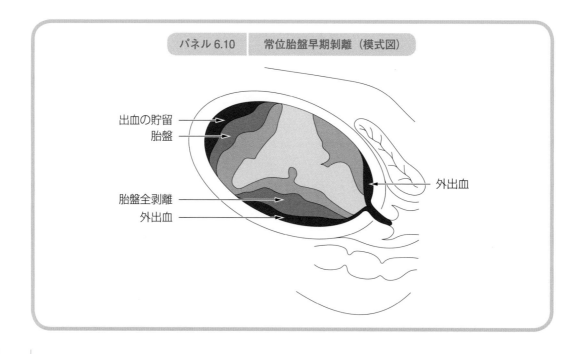

パネル 6.10　常位胎盤早期剝離（模式図）

5.4.1　前置胎盤（パネル 6.11）

胎盤の一部または大部分が子宮下部に付着し，内子宮口に及ぶもの．リスク因子は経産婦，子宮手術の既往（筋腫・流産）などである．

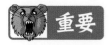 常に癒着胎盤を念頭に置き周術期に備える．

5.4.2　前置胎盤の診断と管理

（1）診断: 経腟超音波，診断時期は胎盤の移動と子宮口の形態学的変化を考慮して，<u>22 週以降</u>．

（2）管理: 妊娠 30 週前後での高次医療機関への紹介．切迫早産徴候や出血症状があれば入院．妊娠週数・症状を考慮し帝切時期を決める．

5.5.1　癒着胎盤（パネル 6.12）

胎盤の一部または全部が子宮筋層内に侵入することで子宮と強固に癒着し，胎盤の剝離が困難なもの．組織学的には脱落膜の形成が欠如．

リスク因子は子宮手術の既往（筋腫・流産），多産婦，子宮内膜の炎症の既往，子宮腺筋症，前置胎盤など．

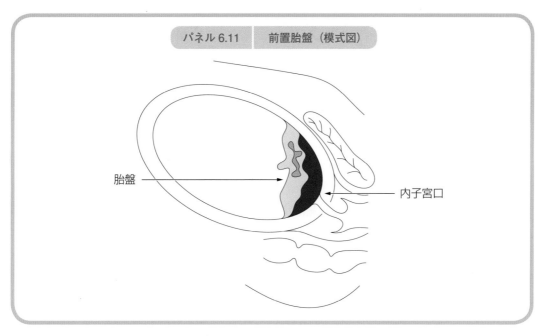

| パネル 6.11 | 前置胎盤（模式図） |

胎盤　　　　　　　内子宮口

メモ	タイトル	年. 月. 日	重要度

パネル 6.12　　癒着胎盤

病態
　　胎盤の一部または全部が子宮筋層内に侵入することで子宮と強固
　　に癒着し，胎盤の剥離が困難なもの，組織学的には脱落膜の形成
　　が欠如．

リスク因子
　　→ 子宮手術の既往（筋腫・流産），多産婦，子宮内膜の炎症の既
　　　往，子宮腺筋症，前置胎盤など

治療
　　子宮摘出，輸血・輸液，DIC 対策，厳重な全身管理．
　　分娩後に診断されるため速やかに対処する必要がある．
　　稀ではあるが癒着部が小さく出血が少なければ厳重フォローアップ．

5.5.2　癒着胎盤の治療

・子宮摘出，輸血・輸液，DIC 対策，厳重な全身管理．

　分娩後に診断されるため，速やかに対処する必要がある．

　稀ではあるが癒着部が小さく出血が少なければ子宮を温存し，フォローアップすることが可能．

5.6　その他

① 子宮内反: 原因は，過度な臍帯けん引，強引な子宮底圧迫．

　治療は，用手的整復，手術的整復．

② 腟・外陰血腫: 原因は，分娩の急速な進行や過大な頭部・肩甲の通過による腟壁の急激な伸展，

　腟壁の伸展不良，静脈瘤に伴う脆弱な血管の破綻，出血素因などが原因となり得るが正常分娩

　後に発生することも少なくない．症状は外陰部痛，肛門痛，膀胱刺激症状．

　　治療は，圧迫止血，ドレーン挿入，動脈塞栓術も考慮．出血点を確認できないこともある．

6　症例提示（O 大学産婦人科経験例報告）

6.1　大量出血症例

　2010 年 1 月〜2016 年 12 月の間に周産期管理をした妊娠 22 週以降の 4,600 例のうち，出血量が多く輸血を要した例（自己血のみの例を含む）は 283 例（6.2％）であった．輸血を要した疾患別の症例数，出血量，輸血量などをパネル 6.13 に示す．前置胎盤では分娩前より診断がついており，予定で手術されることも比較的多いことから，自己血貯血をする例が多いことがわかる．一方で，常位胎盤早期剥離のように突発的な発症で凝固異常の進行が急速である疾患では赤血球液よりむしろ新鮮凍結血漿の投与量が多くなることが特徴として挙げられる．出血量のみならず出血の原因となる疾患を把握することにより輸血量を予測することが重要であることは明らかであるが，輸血の遅れ

パネル 6.13	大量出血後の輸血症例の内訳

疾患	症例数	出血量 mL（中央値と範囲）	輸血量（中央値と範囲）			
			赤血球液 単位	新鮮凍結血漿 単位	血小板製剤 単位	自己血 mL
前置胎盤	94	2,070 (850〜7,310)	0 (0〜14)	0 (0〜14)	0 (0〜20)	600 (0〜1,200)
弛緩出血	64	2,100 (1,200〜11,000)	4 (0〜36)	0 (0〜32)	0 (0〜60)	0 (0〜900)
低置胎盤	21	1,350 (1,020〜8,360)	0 (0〜20)	0 (0〜14)	0 (0〜30)	0 (0〜600)
胎盤早期剥離	20	3,400 (900〜8,000)	8 (0〜24)	10 (0〜26)	0 (0〜40)	0 (0)
癒着胎盤	18	3,000 (710〜9,140)	6 (0〜30)	4 (0〜36)	0 (0〜80)	0 (0〜600)
頸管裂傷，腟壁裂傷・血腫	18	2,150 (1,130〜5,030)	6 (0〜24)	0 (0〜22)	0 (0〜20)	0 (0)
その他	48	1,600 (600〜12,000)	4 (0〜36)	0 (0〜32)	0 (0〜75)	0 (0〜600)

メモ	タイトル	年. 月. 日	重要度

により当初の出血原因に消費性凝固障害が加重されさらに治療が困難な状態に至ってしまう可能性を念頭におき慎重に管理していく必要がある.

6.2　ITP（血小板減少性紫斑病）合併妊娠（パネル 6.14）

2003〜2017 年までに O 大学で管理した ITP 合併妊娠は 29 症例 32 妊娠. このうち 7 例は妊娠初期から血小板数が 5 万/μL 以下であり, 2 例には脾摘を行っている. また, 妊娠中に治療を要したものは 17 例であり, 血小板輸血は 14 例に実施しているが血小板数を十分に補充すれば分娩時の大量出血は回避できており, 子宮摘出や子宮動脈塞栓術などを実施した例は認めていない（パネル6.14）.

パネル 6.14	ITP 合併妊娠例の治療内訳			
症例	治療内容	分娩週数	分娩様式	備考
1	（脾摘）+PSL+γ-glo+PC	28 週 4 日	e-C/S	母体の危機的状況（Plt 3000）
2	PSL+γ-glo+PC	38 週 0 日	s-C/S	Rh（−）
3	γ-glo+PC	37 週 6 日	s-r-C/S	Rh（−）
4	γ-glo+PC	38 週 1 日	e-C/S	胎児機能不全
5	（ピロリ除菌+脾摘）+PSL+γ-glo	38 週 3 日	VD	
6	PSL+γ-glo+PC	38 週 0 日	VD	
7	PSL+PC	38 週 2 日	r-C/S	
8	PSL+γ-glo+PC	39 週 2 日	VD	陣発後搬送
9	PC	38 週 0 日	VD	陣発後搬送
10	PSL+PC	40 週 0 日	e-C/S	胎児機能不全
11	γ-glo+PC	34 週 4 日	e-C/S	前期破水, 臍帯下垂
12	PC	40 週 2 日	VD	
13	γ-glo+PC	38 週 6 日	VD	
14	PSL+γ-glo+PC	37 週 2 日	VD	誘発中の急激な Plt 低下
15	PSL	39 週 1 日	VD	
16	γ-glo	38 週 5 日	VD	
17	γ-glo+PC	28 週 2 日	e-C/S	妊娠高血圧症候群発症

PSL: ステロイド剤, γ-glo: ガンマグロブリン製剤, PC: 血小板製剤, C/S: 帝王切開術, VD: 経腟分娩

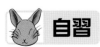 自習　① 血液型不適合妊娠について,「第 15 章 参考図書」で調べてみよう.
② HBV 母児感染とその予防について,「第 15 章 参考図書」で調べてみよう.

パネル 6.15　　止血処置用具セットの活用

分娩室や帝王切開を実施する手術室の近くには，いつでも簡便に止血処置を施せるグッズを一括して
バッグにまとめておく工夫もしている．写真に示すように O 大学ではバッグの中に様々な薬剤・グッ
ズをいつでも持ち歩けるようにまとめて置いている

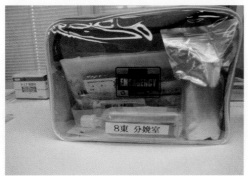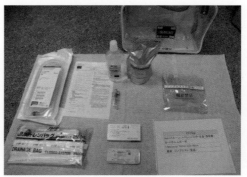

〈橘　大介〉

メモ	タイトル	年. 月. 日	重要度

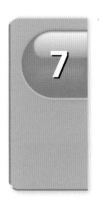

7 小児科領域の輸血療法

1 小児輸血の特殊性 （パネル7.1）

　小児に輸血を行う際には，その特殊性に配慮しなければならない．対象とする患者は低出生体重児から成人に近い体格の子どもまで多様である．新生児では検査用の採血さえ難しい場合がある．なお，小児は臨床検査基準値が成人とは異なるものもある．

　輸血に際しては，体重に合わせた輸血量と速度に調整する必要がある．また，体格に合わせた器材を使用しなければならない．特殊な輸血療法として交換輸血がある．

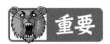輸血副反応では，特に新生児の高カリウム血症には注意しなければならない．また，安全対策として，客観的な患者確認方法が必要である．

2 小児の輸血検査 （パネル7.2）

2.1 血液型検査

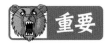ABO血液型: 生後1年未満の児（まだ，抗A抗体，抗B抗体の産生が低いため）はオモテ検査のみでよい．RhD検査は通常と同じ検査方法で行う．

2.2 不規則抗体検査

　生後4カ月未満かつ輸血歴のない児では母親の血清を用いて不規則抗体スクリーニング検査を行ってもよい．新生児の検査では母親由来の不規則抗体が問題となる．

パネル7.1　小児輸血の特殊性

・検査: 検体採取の困難さ，新生児の特殊性
・患者の多様性: 低出生体重児から成人まで
　　　　→輸血量と速度，器材の多様性
・特殊な輸血療法: 交換輸血
・輸血副反応: 高カリウム血症・感染症……
・安全対策: より客観的な患者確認方法が必要

---

3 小児での血液製剤の使いかた

3.1 乳児期以降の輸血 （パネル7.3）

基本的には厚生労働省の「血液製剤の使用指針」に従う．平成31年3月に改正された指針は同省ホームページで参照可能であり，「Ⅶ新生児・小児に対する輸血療法」に詳細が記されている．

3.1.1 赤血球輸血

(1) 赤血球液10 mL/kg を2〜3時間かけて輸血．

(2) 貧血が強い場合: 2〜3日かけて緩徐に補正する（急速に入れすぎないこと）．

(3) 輸血に6時間以上要する場合は予め無菌的に分割する．

パネル7.2　小児の輸血検査

1．血液型検査
   生後4カ月未満の児については，オモテ検査のみでABO血液型を判定することになっている．
   血液型のダブルチェックは新生児でも行うべき．

2．不規則抗体検査
   新生児では母親由来の不規則抗体が問題．
   生後4カ月未満かつ輸血歴のない児では母親の血清を用いて不規則抗体検査を行ってよい．

パネル7.3　小児での血液製剤の使いかた -1（乳児期以降の輸血）

1．乳児期以降の輸血
   基本的には「血液製剤の使用指針」（厚生労働省）に従う．
   小児輸血療法研究会のアンケート調査でも，血液製剤の使用指針は概ね妥当と評価．
① 赤血球輸血:
   10 mL/kg の赤血球液を2〜3時間かけて輸血．
   貧血が強い場合: 2〜3日かけて緩徐に補正する．
   輸血に6時間以上要する場合，予め無菌的に分割．
② 新鮮凍結血漿: 概ね指針のとおり
③ 血小板濃厚液: 0.4単位/kg あるいは10単位/m^2
   5単位製剤のセンター在庫が少なく，緊急時には多めにオーダーすることになる．

3.1.2 新鮮凍結血漿

概ね「血液製剤の使用指針」のとおり（パネル 7.3）.

3.1.3 血小板濃厚液

0.4 単位/kg あるいは 10 単位/m².

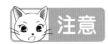 5 単位製剤の在庫は少ない.

3.2 新生児に対する赤血球輸血（パネル 7.4）

3.2.1 赤血球製剤の使用指針

新生児に対する赤血球液の適正使用

(1) 全身状態が安定している児

通常，Hb 7g/dL 以下の場合に輸血を考慮する.

(2) 慢性的な酸素依存症の児

通常，Hb 11g/dL 以下の場合に輸血を考慮する.

(3) 生後 24 時間未満の新生児，もしくは集中治療を受けている児

通常，Hb 12g/dL 以下の場合に輸血を考慮する.

パネル 7.4　　小児での血液製剤の使いかた -2（新生児に対する赤血球輸血）

2．新生児に対する赤血球液の適正使用
(1) 全身状態が安定している児
通常，Hb 7g/dL 以下の場合に輸血を考慮する.
(2) 慢性的な酸素依存症の児
通常，Hb 11g/dL 以下の場合に輸血を考慮する.
(3) 生後 24 時間未満の新生児，もしくは集中治療を受けている児
通常，Hb 12g/dL 以下の場合に輸血を考慮する.

赤血球の投与量
うっ血性心不全の認められない未熟児
1 回 10〜20 mL/kg　1〜2 mL/kg/h

採血後 2 週間以内の赤血球液を使用，24 G 以上の針で.
輸血に 6 時間以上要する場合，予め無菌的に分割.
院内採血の場合は採血基準に従い，輸血後 GVHD 予防の照射は必ず行う.

3.2.2 赤血球の投与量

（1）うっ血性心不全の認められない未熟児

　1回 10〜20 mL/kg　1〜2 mL/kg/hr.

（2）うっ血性心不全の認められる未熟児

　心不全の程度に応じ別途考慮する.

3.2.3 留意点

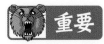

（1）採血後 2 週間以内の赤血球液を使用.

（2）輸血では 24 G 以上の針を使用.

（3）輸血に 6 時間以上要する場合は予め無菌的に分割.

（4）院内採血の場合は採血基準に従う.

（5）輸血後 GVHD 予防の放射線照射は必ず行う.

3.2.4 低出生体重児の特徴 （パネル 7.5）

パネル 7.5　小児での血液製剤の使いかた -3（低出生体重児）

低出生体重児は
　① 出血を起こしやすい
　② 採血性貧血に陥りやすい
　③ 赤血球寿命が短い（新生児で 60〜70 日，低出生体重児では 35〜50 日）
　④ 体重の増加速度が速い
　⑤ 低酸素血症に対するエリスロポエチン産生反応が鈍い
　⑥ 鉄などの造血栄養素の備蓄が少ない……貧血に陥りやすい

貧血になりやすい時期
　① 生後 1 週以内: 失血による
　② 生後 3〜12 週: 未熟児早期貧血←赤血球産生低下
　③ 生後 3 カ月以降: 未熟児後期貧血←鉄欠乏

リコンビナントエリスロポエチン製剤の導入で輸血を回避できる症例が増えたが輸血が必要な例もまだ多い.

同種血輸血を減らすためには……
　① 採血量を減らす
　② 胎盤中の血液を児へ移行させる（出生時に母体より児を低い位置において，臍帯結紮を遅らせる）
　③ 臍帯血の保存

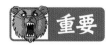 (1) 出血を起こしやすい.

(2) 採血性貧血に陥りやすい.

(3) 赤血球寿命が短い（新生児で 60〜70 日，低出生体重児では 35〜50 日）.

(4) 体重の増加速度が速い.

(5) 低酸素血症に対するエリスロポエチン産生反応が鈍い.

(6) 鉄などの造血栄養素の備蓄が少ない←貧血に陥りやすい.

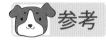 貧血になりやすい時期

(1) 生後 1 週以内: 失血による.

(2) 生後 3 週から 12 週: 未熟児早期貧血←赤血球産生低下.

(3) 生後 3 カ月以降: 未熟児後期貧血←鉄欠乏.

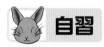 エリスロポエチンの産生機序と臨床応用についてまとめておこう.

3.2.5　新生児への血小板濃厚液の適正使用　(パネル 7.6)

(1) 出血症状がみられず全身状態良好な場合は，血小板 2〜3 万/μL 未満の場合に輸血を考慮.

(2) 新生児同種免疫性血小板減少症（neonatal alloimmune thrombocytopenia: NAIT）の場合は，血小板 3 万/μL 未満の場合に輸血を考慮.

(3) 生後 1 週間以内の極低出生体重児の場合，出血症状を認める場合，侵襲的処置を行う場合 Plt ≧5 万/μL に維持する.

(4) 播種性血管内凝固の場合，または大手術を受ける場合，血小板数を 5〜10 万/μL に維持する.

パネル 7.6　　小児での血液製剤の使いかた -4（新生児）

① 出血症状がみられず全身状態良好な場合は血小板 2〜3 万/μL 未満の場合に輸血を考慮.

② 新生児同種免疫性血小板減少症（neonatal alloimmune thrombo-cyteopenia: NAIT）の場合は，血小板 3 万/μL 未満の場合に輸血を考慮.

③ 生後 1 週間以内の極低出生体重児の場合，出血症状を認める場合，侵襲的処置を行う場合 Plt≧5 万/μL に維持する.

④ 播種性血管内凝固の場合，または大手術を受ける場合，血小板数を 5〜10 万/μL に維持する.

3.2.6 新生児への新鮮凍結血漿の適正使用

（1）使用指針

① 凝固因子の補充（ビタミン K 投与でも改善しない）

② 循環血液量の 1/2 を超える赤血球製剤の輸血時

③ Upshaw-Schulman 症候群（先天性 TTP）

（2）投与方法

①②に対しては 10〜20 mL/kg，③には 10 mL/kg.

その他，新生児多血症の部分交換輸血には FFP やアルブミンが用いられてきたがほとんどの場合は生理食塩液で代用可能である.

4　小児の輸血に用いる器材　(パネル 7.7)

4.1　留置針

① 原則として 23 G より太いものが望ましい.

② 新生児では 24 G でもやむを得ないが加圧しすぎると溶血することがある. 中心静脈カテーテルの場合も同様に考えるが，流路が長いため抵抗が大きいことを考慮.

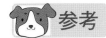 参考　中心静脈カテーテルの役割

① 抗（悪性）腫瘍剤の投与路

② 採血路

③ 栄養管理

パネル 7.7　小児の輸血に用いる器材 -1

1. 留置針
   原則として 23 G より太いものが望ましい.
   新生児では 24 G でもやむを得ないが，加圧しすぎると溶血.

   中心静脈カテーテルの場合も同様に考えるが，流路が長いため抵抗が大きいことを考慮.

   中心静脈カテーテルの役割
   - 抗腫瘍剤の投与路
   - 採血路
   - 栄養管理
   ダクロンカフ付きシリコンラバーカテーテル
   長期留置でも抜けにくく，感染しにくい.

4.2 輸血に用いることのできる輸液ポンプ (パネル 7.8)

　輸血に使えるのは，シリンジポンプまたはミッドプレス方式の輸液ポンプに限られる．通常の輸液ポンプでは輸液回路のチューブをローラーがしごく際に血球が破壊されてしまう．製剤を小分けする際にシリンジで保存するのは望ましくない．特に血小板は酸素透過性のあるバッグで保存すべき．

4.3 輸血の加温器 (の適応) (パネル 7.8)

　① 急速大量輸血（小児では 15 mL/kg/h を超える輸血）

　② 交換輸血

　③ 冷式抗体を保有する自己免疫性溶血性貧血では輸血製剤の加温が必要．

| パネル 7.8 | 小児の輸血に用いる器材 -2 |

2．輸血に用いることのできる輸液ポンプ
　輸血に使えるのは，シリンジポンプまたはミッドプレス方式の輸液ポンプに限られる．通常の輸液ポンプでは，輸液回路のチューブをローラーがしごく際に血球が破壊されてしまう．
　製剤を小分けする際にシリンジで保存するのは望ましくない．
　特に血小板は酸素透過性のあるバッグで保存すべき．

3．輸血の加温器
　① 急速大量輸血（小児では 15 mL/kg/h を超える輸血）
　② 交換輸血
　③ 冷式抗体を保有する自己免疫性溶血性貧血症例の輸血では
　　輸血製剤の加温が必要．
　加温器: 温浴式が望ましい．

---

5 交換輸血について (パネル 7.9)

5.1 交換輸血の適応疾患

（1）高ビリルビン血症（新生児溶血性疾患）

　抗体に感作された赤血球の除去，抗原性のない赤血球の補充，母由来の抗体の除去，遊離ビリルビンの除去．

（2）新生児敗血症

　細菌やエンドトキシンの除去，抗体補充，好中球補充．

（3）DIC

（4）薬物・化学物質の除去

　肝不全や代謝異常でのアンモニアの除去．

（5）異常な白血球の除去

先天性白血病など

（6）多血症に対する部分交換輸血

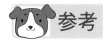 **参考**
新生児溶血性疾患

児から母へわずかながら血液は移行している．血液型不適合妊娠では母親の抗体が児の赤血球を溶血させ胎児水腫などを起こす可能性がある．この新生児溶血性疾患の原因としてABO血液型不適合妊娠が全体の約66%，RhD因子が約14%，RhE因子が約8%，Rhc因子が1.5%であり，ABOとRhが全体の9割を占めるとの報告がある．ABO血液型不適合妊娠よりもRh不適合の重篤例が多い．これはD抗原の免疫原性が最も強いためであると考えられる．

パネル7.9 　 交換輸血について −1

交換輸血の適応疾患
1．高ビリルビン血症（新生児溶血性疾患）
　　抗体に感作された赤血球の除去，抗原性のない赤血球の補充
　　母由来の抗体の除去，遊離ビリルビンの除去
2．新生児敗血症
　　細菌やトキシンの除去，抗体補充，好中球補充
3．DIC
4．薬物・化学物質の除去
　　肝不全や代謝異常でのアンモニアの除去
5．異常な白血球の除去
　　先天性白血病など
6．多血症に対する部分交換輸血

メモ

タイトル	年. 月. 日	重要度

5.2 輸血量 （パネル 7.10）

循環血液量の 2 倍，160〜180 mL/kg.

90％の赤血球が交換され 50％のビリルビンが除去される．80〜100 mL/kg/h→2 時間かける.

5.3 方法

Isovolemic method（脱血と返血が等量になる）が望ましい．心拍呼吸モニター，血圧，SpO$_2$, 体温のチェックを行う.

5.4 使用する製剤

「新鮮な全血」→血液センターからの入手が困難であり成分製剤の混合で対応していることが多い.

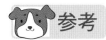 成分製剤の混合比率
例）RBC: FFP: PC＝4: 2: 1
重症感染症の場合は顆粒球輸血の効果も期待
→walking donor からの新鮮血を使用することもあり得る，可能なら CMV 陰性血を選択.

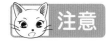 放射線照射は必ず実施.

パネル 7.10　　交換輸血について -2

輸血量: 循環血液量の 2 倍，160〜180 mL/kg
　　　　 90％の赤血球が交換され，50％のビリルビンが除去される
　　　　 80〜100 mL/kg/h→2 時間かけて
方　法: isovolemic method（脱血と返血が等量になる）が望ましい
　　　　 心拍呼吸モニター，血圧，SpO$_2$, 体温のチェック
使用する製剤: "新鮮全血"→血液センターからの入手困難
　　　　 成分製剤の混合で対応していることが多い
　　　　 例）RBC：FFP：PC＝4：2：1
　　　　 重症感染症の場合は顆粒球輸血の効果も期待
　　　　 →walking donor からの新鮮血を使用することもある
　　　　 可能なら CMV 陰性血，照射は必ず実施
合併症: 低カルシウム血症←クエン酸ナトリウムによる
　　　　 高カリウム血症←古い血液，照射後時間の経った血液

5.5 合併症

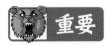 ① 低カルシウム血症: クエン酸ナトリウムによる.

② 高カリウム血症: 製造後時間が経った製剤, 特に照射後時間の経った赤血球製剤.

6 小児輸血と副反応 (パネル 7.11)

6.1 輸血後感染症

小児はこれから過ごす時間の長い人たちであるので輸血による慢性感染症の回避が重要.

① 小児期の輸血で肝炎ウイルスに感染→青年期には肝硬変・肝癌に至る可能性.

② サイトメガロウイルス感染症の問題→乳児や免疫抑制状態では重篤化の可能性.

6.2 輸血と高カリウム血症

新生児の腎機能は未熟なので輸血による高カリウム血症をきたしやすい→採血および照射後時間が経っていない血液を使う.

必要に応じカリウム除去フィルターを使用する.

| パネル 7.11 | 小児輸血と副反応 |

1. 輸血後感染症
   ① 小児期の輸血で肝炎ウイルスに感染
      →青年期には肝硬変・肝癌に至る可能性
   ② サイトメガロウイルス感染症の問題
      →乳児や免疫抑制状態では重篤化の可能性
   小児はこれから過ごす時間の長い人たちであるので輸血による
   慢性感染症の回避が重要
2. 輸血と高カリウム血症
   新生児の腎機能は未熟なので輸血による高カリウム血症をきたしやすい
      →採血および照射後時間が経っていない血液を使う
      必要に応じカリウム除去フィルターを使用する

---

7 小児輸血の安全対策

小児に特有な輸血関連インシデント・アクシデントの例として, 以下がある (パネル 7.12).

7.1 輸血の投与量・投与速度に関する過誤

小児科での経験が少ない研修医や看護師は血液製剤の投与量や速度についての過誤を起こしやすい.

小児は 10 mL/kg の赤血球液を 2〜3 時間かけて輸血する.

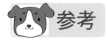 赤血球液 LR-1（通称 1 単位）は約 140 mL.
乳児に 1 単位を投与すると過剰輸血による容量負荷になる.
成人の内科的輸血では血液製剤 1 バッグ（いわゆる 2 単位）がほぼ 1 回投与量.

7.2　ABO 不適合輸血について

小児の場合は患者確認に協力できにくいのでより客観的な患者確認の手法が重要. 例: ネーム（リスト）バンドなどの対策を講じておく.

パネル 7.12　小児輸血の安全対策

小児に特有な輸血関連インシデント・アクシデント
1. 輸血の投与量・投与速度に関する過誤
   小児は 10 mL/kg の赤血球液を 2〜3 時間かけて輸血する
   赤血球液 1 単位は約 140 mL.
   乳児に 1 単位を投与すると過剰輸血による容量負荷に.
   成人の内科的輸血では血液製剤 1 バッグがほぼ 1 回投与量.
   →小児科での経験が少ない研修医や看護師は血液製剤の投与量
   　や速度についての過誤を起こしやすい.
2. ABO 不適合輸血について
   患者本人が，しばしば患者確認に協力できにくい.
   ……より客観的な患者確認の手法が重要.

8　宗教的理由による輸血拒否

宗教的理由による輸血拒否への対応については，宗教的輸血拒否に関する合同委員会の「宗教的輸血拒否に関するガイドライン」と施設内の手順に従うこと. なお，「第 13 章 輸血に関わる法制度，倫理等」も参照のこと.

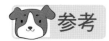 日本輸血・細胞治療学会ホームページ[8]
〈http://yuketsu.jstmct.or.jp/guidelines/〉

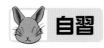 新生児同種免疫性血小板減少症について「第 15 章 参考図書」で調べてみよう.

〈梶原道子〉

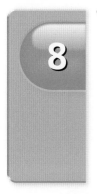

8 輸血の実際と看護

輸血の一連の流れは（パネル 8.1）のごとくであるが，本章では輸血前・中・後に分けて，看護師が関わる重要な点に絞り詳述する．

1 輸血前の準備: 血液製剤の申し込みから出庫まで

1.1 説明と同意書（インフォームド・コンセント）

輸血療法において医師は，患者またはその家族が理解できる言葉で，「輸血療法の実施に関する指針」に記載されている，説明と同意に必要な項目を十分に説明しなければならない（下記 🐻重要 の輸血看護の必須知識を参照）．説明後に同意を得たうえで同意書を作成し，一部は患者に渡し，一部は診療録に添付しておく．電子カルテの場合は適切に保管する．

看護師は，説明の際にはできる限り同席し，患者や家族の不安の軽減に努め，情緒的サポートを行う．医師の説明後には，「何か聞いておきたいことはありますか」などの声かけをし，理解が十分でない場合はさらにわかりやすい言葉で，患者や家族が得たい情報の補足説明をする．

(1) 小児の場合

小児の場合は保護者から同意を取得する場合が多いが，年齢によっては，本人への認知・発達に応じた説明も必要である．保護者は，疾患や手術などで輸血をすることになった理由や，輸血のための静脈穿刺にも不安を感じている場合が多い．したがって，患者である小児本人だけではなく，家族への配慮も重要である．

(2) 宗教的輸血拒否の場合

施設により対応が異なるため，自施設の対応を理解しておく必要がある．

輸血拒否の信条を有する患者については，下記 🐻重要 の必須知識，特に③，⑤，について医師は丁寧に説明しなければならない．看護師は，価値観や信条を否定することなく自己決定権を尊重し，患者を理解しようとする姿勢で接する必要がある．その上で，専門的な知識に基づいた正確な情報の提供や，患者が得たい知識などの補足説明を行う．

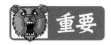
輸血看護の必須知識
看護師は，以下の内容について，理解し説明できるようにしておくこと．

① 輸血療法の必要性

なぜ，輸血をするのか，輸血をしたことで期待される効果．

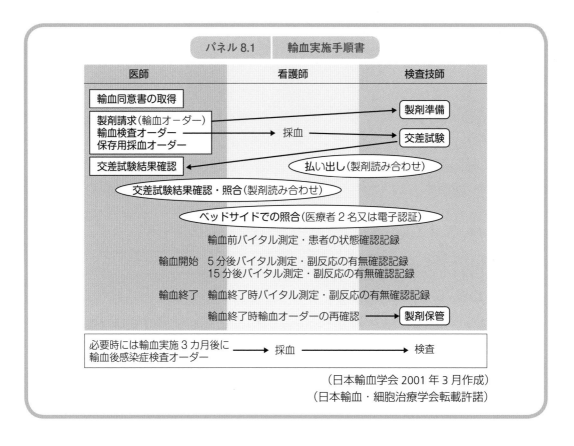

| パネル 8.1 | 輸血実施手順書 |

医師	看護師	検査技師
輸血同意書の取得		製剤準備
製剤請求(輸血オーダー) 輸血検査オーダー 保存用採血オーダー	採血	交差試験
交差試験結果確認	払い出し(製剤読み合わせ)	
交差試験結果確認・照合(製剤読み合わせ)		
ベッドサイドでの照合(医療者 2 名又は電子認証)		
輸血前バイタル測定・患者の状態確認記録		
輸血開始 5 分後バイタル測定・副反応の有無確認記録 15 分後バイタル測定・副反応の有無確認記録		
輸血終了 輸血終了時バイタル測定・副反応の有無確認記録		
輸血終了時輸血オーダーの再確認		製剤保管

必要時には輸血実施 3 カ月後に 輸血後感染症検査オーダー → 採血 → 検査

(日本輸血学会 2001 年 3 月作成)
(日本輸血・細胞治療学会転載許諾)

② 使用する血液製剤の種類と使用量,要する時間

③ 輸血に伴うリスク,輸血を行わない場合のリスク

・問診の強化や感染症検査などの安全対策により輸血後感染症のリスクは減少しているが,ゼロではないこと.

・副反応の種類と発生頻度.

・副反応は,輸血中のみならず,輸血終了後数時間にも起こり得ること.

・輸血を行わない場合,病状の悪化や手術ができない可能性があること.

・赤血球が不足すると全身に酸素が運べなくなり,また血小板や凝固因子が不足すると出血しやすくなること.

④ 生物由来製品感染等被害救済制度と検体保管

・血液製剤の使用で感染症が生じた場合,医療費などを給付する制度があること.

・感染症と血液製剤の因果関係を明らかにするため,輸血前の血液を保管する必要があること.

⑤ 代替治療の選択肢

・輸血以外の治療法(薬剤など)で十分な効果が得られる可能性が高い場合はその治療を優先すること.

・適応がある場合は，同種血輸血のリスクを回避する方法として自己血輸血の選択肢があること．

⑥ 輸血後の感染症検査の必要性

・輸血製剤による感染症の伝播は完全には否定できない．しかし，近年その発生率は稀となってきた．そのため全例に対する輸血後感染症検査の実施は行われず，医師は患者に感染リスクがある場合にのみ輸血後感染症検査を実施する．また，輸血後の感染の疑いがある時は，輸血前の患者検体を用いて輸血前の感染の既往を調べることになる．そのため，輸血前の保管検体を確保することが非常に重要となる．

・輸血前の感染症検査

　　医師が必要と判断した場合．

・輸血後感染症検査

　　　a 感染リスクが高く，医師が必要と判断した患者

　　　b 基礎疾患や治療（免疫抑制剤など）で免疫抑制状態の患者

　　　c 患者本人や患者家族が希望した場合．

⑦ 投与記録の保管の必要性と遡及調査

・血液製剤によるウイルス感染などの可能性が考えられた場合，迅速に対処するために投与記録を 20 年間保管すること．

・過去に献血をした人がその後の献血で感染症検査が陽性になった場合，過去にその献血者からの血液製剤を使用した患者に感染が起きていないかを調査すること（遡及調査）．

⑧ その他，輸血療法の注意点

・個々の患者の状態や質問に合わせた説明を追加する．

1.2　輸血前検査

　血液型や不規則抗体など，輸血検査の実際については，「第 12 章 輸血検査」の項などを利用して自己学習し，意味を理解しておくこと．

　看護師に求められることは，血液型不適合輸血を防ぐため，検査検体採血時の取り違えがないように，患者認証を徹底して行うことである．即ち，患者確認，採血管のラベルの確認などを十分に行い，取り違いに注意する（パネル 8.2）．なお，輸血の際も患者認証が重要であることは言うまでもない．

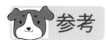 参考　血液型検査用検体の採血時の取り違いが血液型の誤判定につながることがあることから，輸血前には 2 回の血液型検査が必要である（別検体による血液型ダブルチェック）．

パネル8.2　輸血前検査用検体採血時の取り違いリスクについて

1．リスク1: 採血患者の誤り
- 採血する患者の確認不足
- 同姓患者や，似ている名前の患者との間違い
- 隣のベッドの患者との間違い
- 同時に複数の患者の採血を実施する際の，患者取り違い
- いつも輸血をしている患者だ，この患者は何番目のベッドだ，などの思い込み

2．リスク2: 採血管の誤り
- 採血管ラベルの確認不足
- 採血管ラベルの患者名の書き間違い（手書きラベルの場合）
- 患者名ラベルの貼り間違い
- 複数の患者の採血管を持ち歩きながら順次採血して，採血管を取り違える
（並んでいる採血管の中から他の患者のものを取り出して使用する可能性がある）

● 対策（採血時の取り違いで注意すること）
- フルネームで名乗ってもらう，採血管のラベルを一緒に確認してもらうなど，リスク回避には患者にも協力してもらう．
- 本人による確認ができない場合（意識障害，手術中など），当該患者に間違いないことを複数の者により確認する．また，リストバンド，ベッドネームなどを活用する．
- リストバンドでの，患者と採血管の照合等，認証システムを利用する．
- 1患者分のみの採血管を用意し採血をする（原則として1回1患者ごとに行う）．
- 「いつも」，「今まで」，などのような思い込みを持たずに検査採血時の患者認証を徹底する（いつもの慣れた状況でも，確認や手順を省くことなく実施する）．
- 患者に，「輸血をすることを医師から説明されていますか」などと声かけをして輸血を実施する予定があることを確認する．
- 輸血療法の実施に関する指針，日本輸血・細胞治療学会の輸血実施手順書，院内の輸血療法マニュアル等を遵守する．

1.3　輸血の申込

施設により申込法は様々であるが，ここではオーダーリングと伝票を用いた方法を示す．

医師が診察・検査結果に基づき輸血が必要と判断した場合，患者に説明し輸血の指示が出される．製剤のオーダー入力方法は各施設により違うため，各施設の方法を参考にする．

1.3.1　オーダーリングの場合

輸血の申し込みの際に注意することは，① 血液製剤の供給には自施設で実施した血液型検査が

必要である．他院での検査結果や患者または患者家族の血液型申告をもとにオーダーしてはならない．② 血液型は別の時点で採血・検査した2回の結果が一致した段階で確定とする．輸血前には血液型の確定（検査の2回実施）が必須である．③赤血球製剤（自己血を含む）を輸血する際には，交差適合試験が必要となる．そのため赤血球製剤をオーダーする際には併せてクロス用採血のオーダーが必要となる．

1.3.2　伝票の場合

医師が診察・検査結果に基づき輸血が必要と判断した場合，患者に説明し輸血が指示される．この際に利用するのが輸血の「申し込み伝票」である．必要記入事項は患者氏名・患者認識番号（ID）・生年月日・病棟名・（外来であれば診療科名）・ABO血液型・不規則抗体の有無・使用日時・血液製剤の種類と量などである．この伝票は血液製剤の注文・交差適合試験依頼書と兼用であることが多い．そのため，輸血の申し込み時には交差適合試験用採血および遡及調査用採血が必要な場合がある．

1.4　輸血指示の確認

看護師は，まず医師指示書に輸血実施の指示が記入されていることを確認する．次に，医師指示書と，輸血申し込み伝票の記入内容，輸血前検査（ABO血液型，Rh血液型，不規則抗体の有無など）の結果を確認し，指示受けを行う．患者には，輸血する予定であることが伝えられたかを日時，製剤名なども含めて確認する．

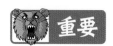
患者血液型の確認は必ず検査結果報告書で確認する．診療録に記載されたものは転記ミスの可能性がある．

1.5　交差適合試験用検体採血（必要時）

赤血球製剤では，交差適合試験用の採血に加え輸血前保存用検体が必要な場合もある．その際の患者認証の重要性は，血液型検査採血時と同じである（パネル8.2）．

血液型検査と交差適合試験の検体を同時に採血すると，患者を誤った場合は異型輸血につながる．異なる時点で採血すれば，2回とも誤った患者から採血する可能性は低く，交差適合試験の際に患者誤認に気付くことができる．

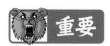
看護師は，輸血申込時には輸血同意書，および医師の指示書と輸血申し込み伝票の内容に相違がないことを，十分に確認することが大切である．
指示を受けた後は，輸血を行うことを医師から聞いているかを患者に確認する．同時に，いつ，どのような製剤を，どのくらいの時間をかけて輸血するかを患者に伝えることも，看護師の大切な役割である．

1.6 血液製剤の出庫と保管

　出庫とは，輸血管理部門から血液製剤を持ち出すことである．施設により「搬出」，「払い出し」，「受け払い」などという言葉を使う場合もある．

　出庫の方法も，① 検査技師が外来・病棟など使用場所に届ける，あるいは ② 看護師が輸血部門など保管場所に取りに行くなど，施設により様々である．

(1) 温度管理が不適切な状態では，輸血用血液の機能低下が生じやすい．したがって，血液製剤の搬送には保冷搬送容器を用いるが，以下のような注意点がある．

　① 赤血球製剤（冷蔵保管）は，保冷剤を入れない保冷搬送容器で搬送する．

　② 新鮮凍結血漿（冷凍保管）は，保冷搬送容器を用いるが，輸血部門で融解する場合は保冷剤を入れずに，凍結したままの場合は保冷剤を入れて搬送する．

　③ 血小板製剤（振盪保管）は，常温の保冷搬送容器で搬送する．

(2) 保管・管理は，原則として院内の輸血部門で一括して集中的に行うべきである．原則，病棟や外来での血液製剤の保管は行わない．

(3) 赤血球製剤は 60 分以内に使用しない場合は，2〜6℃にて専用の保冷庫中に保存する．これは「医薬品」としての赤血球製剤の品質にかかわる問題である．血液製剤の廃棄を防止するためには，輸血する直前に輸血部門から臨床部門へ払い出す体制の構築が望ましい．何らかの理由で，すぐに使用できない場合は，病棟の冷蔵庫などに保管せずに，一旦，輸血部門に返却する．

(4) 輸血用血液は使用時に必要量のみ出庫する．使用場所では，製剤の到着後，速やかに使用する．看護師は，出庫された製剤をできるだけ早く使用するように努める．

(5) 出庫時には，輸血申し込み伝票の記載内容と製剤を確認する．その際，各項目を 2 人で交互に声を出し合って読み合わせをし（交互復唱），確認者はサインをする．

(6) また，放射線照射の有無，血液バッグの外観チェック（破損，変色，凝集塊など）が必要である（1 回目の確認）．

(7) 製剤が輸血申し込み伝票に記載された内容と違いがないか，十分に確認する．

2 輸血の実際

2.1 血液製剤の準備

　各部署の点滴作業台において 1 回に準備する血液製剤は 1 人分のみとする．医師（または看護師や検査技師）と看護師が血液製剤と血液製剤伝票の ① 患者氏名，② 患者認識番号（ID），③ 血液型（ABO，Rh），④ 血液製剤名，⑤ 製剤番号，⑥ 有効期限，⑦ 交差適合試験結果をそれぞれが交互に読み上げて確認する（交互復唱）．赤血球・血小板製剤では放射線照射済みであることを確認する（2 回目の確認）．

　また，血液製剤に異常がないかを再度確認し（外観チェック），血液製剤に合った輸血セットを準備し，接続する．

　輸血開始前に患者へこれから輸血を行う旨を説明し，血圧，脈拍，体温，SpO$_2$などのバイタルサインを測定し，患者の状態を把握する．

2.2 輸血を行うための準備・必要な器具

(1) 輸血を実施する患者には，血液製剤を接続する前に生理食塩液で満たした点滴セットで血管を確保しておく．グルコースやカルシウムを含有する輸液製剤との混注は禁忌である．

(2) 穿刺に用いる針の太さは20Gを基本とする．針が細いと輸血時の圧が高くなることで溶血することがあるため，血管が細い場合でも22Gの針を使用する．

(3) 急速大量輸血の場合を除き，加温装置は必要ない．冷蔵保管していた赤血球製剤を輸血する場合は，準備中も含めて15分程度常温下にあれば輸血して差し支えない．これ以上常温に置く必要はない．

(4) 輸血バッグに輸血セットを穿刺する場合，水平に置いた状態で穿刺する．点滴台等にかけ下から穿刺すると製剤内の血液が漏れ出てしまう．

(5) 濾過筒がある輸血セットでは濾過筒を指でゆっくり押し濾過筒の中を血液製剤で満たす．

(6) 赤血球製剤中のマクロアグリゲート（凝集塊）などにより輸血セットが目詰まりすることがあるが，その場合には，血液バッグのもう一方の輸血口を利用して別の輸血セットを接続する．

(7) 輸血セットの穿刺ミス（穴をあけてしまうなど）により，血液漏れが生じた場合には，その血液製剤は使用しない．

(8) 患者に中心静脈カテーテルが留置されていても，輸血する際には末梢血管確保が必要である．ただし，末梢血管確保が困難である場合には，中心静脈カテーテルを介した輸血が実施されることがある．

(9) 血液製剤の投与は，ろ過装置を具備した輸血用器具（輸血セット）を用いる．輸液セットは使用できない．

(10) 輸血セットは製剤に応じたセットを利用する．赤血球製剤・FFPには赤血球製剤用，血小板製剤には血小板製剤用を使用する．

2.3 輸血実施時

血液製剤接続直前に患者本人に名乗ってもらい，伝票に記載されている患者氏名と受血者が同一人物・同一血液型であることを確認し，さらに，ネームリストバンドと電子端末を使用し，本人確認と血液型確認を行う（3回目の確認）．

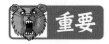 全身麻酔下や意識がないなど本人への確認が困難な患者，あるいは乳幼児の場合は，以下の ①②③ のすべてを行うことが望ましい．

① ネームリストバンドで患者氏名と血液型を確認する．

② ベッドネームで患者氏名を確認する．

③ 複数のスタッフで患者氏名を確認する．

2.4 輸血事故防止のための重要事項 （パネル8.3）

　輸血過誤防止のチェックポイントはパネル8.3にまとめられているが，特に患者・製剤の照合間違いが重大な問題を起こしている（パネル8.4）．照合，確認，観察を自らが責任をもって確実に行うことが重要である．

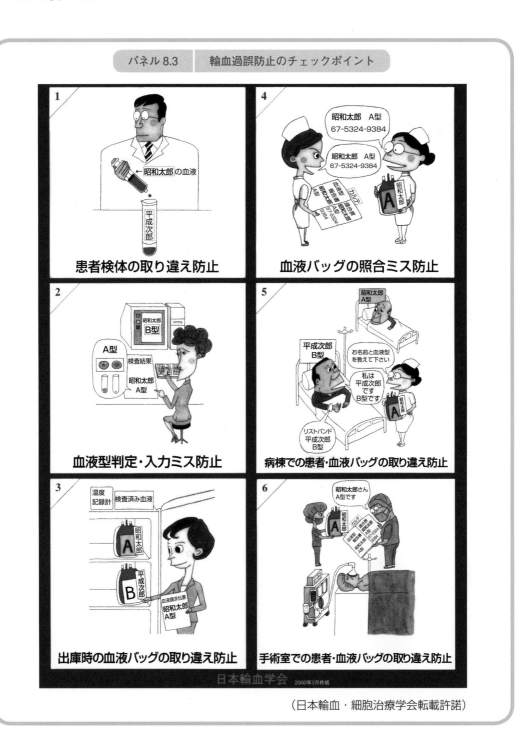

（日本輸血・細胞治療学会転載許諾）

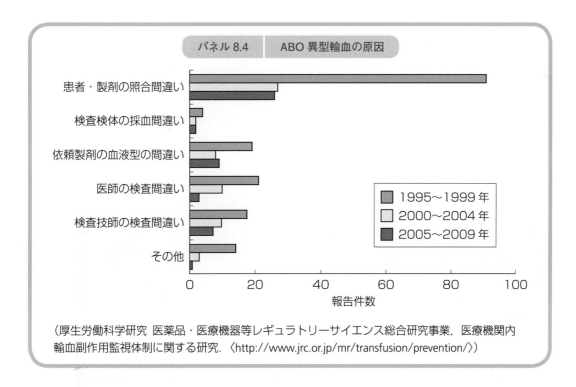

（厚生労働科学研究 医薬品・医療機器等レギュラトリーサイエンス総合研究事業，医療機関内
輸血副作用監視体制に関する研究.〈http://www.jrc.or.jp/mr/transfusion/prevention/〉）

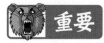
輸血事故を防止するために，看護師として関与すべきことを以下に示す.

①1患者ごとに血液型について，輸血バッグと交差適合試験結果と診療録を
　照合する.

②患者氏名，製剤番号が一致し，有効期限内であることを確認する.

③患者の確認では，自分で名乗ってもらい，ネームリストバンドで確認する.

④照合・確認は投与開始までに3回行う.

　1回目: 血液製剤の受け渡し（出庫）時……輸血部門において

　2回目: 輸血準備時……ナースステーションにおいて

　3回目: 輸血実施時……ベッドサイドにおいて

⑤照合・確認は一人では行わない.

⑥原則として血液製剤を病棟や手術室の冷蔵庫に保管しない.

⑦輸血開始後の観察を怠らない.

⑧本人や前医の血液型申告，転院前の血液製剤の血液型を過信しない.

3 輸血中の観察

3.1 輸血開始直前の観察

輸血開始前に看護師は患者の状態，バイタルサインを確認し，異常時はすぐに主治医へ連絡がとれる体制を整えておく．また，副反応発生時の対応方法や必要物品の保管場所を確認しておく．患者には副反応症状について説明し，症状の出現時にはすぐにナースコールを押すよう伝え，輸血を開始する．

3.2 輸血開始直後の観察（輸血開始〜5分後まで）

輸血開始5分間は，ベッドサイドで患者の状態を観察し，5分の時点でバイタルサインを測定しカルテに記載する．

輸血開始時の患者の状態，開始時刻は診療録に記載する．

輸血速度は，成人の場合，通常，最初の10〜15分間は1分間に1mL程度で行い，その後は患者の病態によっては1分間に5mLまで速度を上げることができる（パネル8.5）．緊急・大量輸血，うっ血性心不全患者などでは別途指示を受ける．また小児科領域では，体重や病態を考慮し，輸血量と速度を調整する（「第7章 小児科領域の輸血療法」を参照）．

輸血副反応・症状のまとめはパネル8.6に示したが，特に即時型溶血性反応，中でもABO不適合輸血（パネル8.7）の早期発見が重要である．患者は輸血開始直後から血管痛，不快感，胸痛，腹痛，輸血している血管に沿った灼熱感などを訴える．適切な対応がなされた場合，輸血されるABO

パネル8.5	輸血開始から終了までの流れ

開始前	・バイタルサインチェック ・患者へこれから輸血を行うことを説明する
5分間	・患者のそばを離れず全身状態を観察 ・1mL/min(60mL/h)で投与
5〜15分	・変化があれば知らせるように説明, 手元へナースコール設置 ・1mL/min(60mL/h)で投与継続
15分後	・患者の状態を観察 ・異常がなければ, 5mL/min(300mL/h)へ速度調整
輸血中	・適宜, 患者の状態を観察（目安: 30分ごと）
終了	・患者の状態を観察 ・患者へねぎらいの言葉をかける

不適合血液は5mL未満に抑えることができる．ABO不適合血液が10mL未満では救命できる可能性が高く，早期発見と対応が重要となる．症状，発症時の看護については後述する．

　ABO不適合輸血は，認定輸血検査技師制度の導入と輸血管理体制の進歩により減少したが，いまだにゼロではない．中でも患者・製剤の照合間違いが原因の約半数を占めている（パネル8.4）．ABO不適合輸血などの重大な医療過誤を防ぐ最後の砦として，患者に最も近いベッドサイドで輸血医療に携わる私たち学会認定・臨床輸血看護師への期待がいかに大きいかを，しっかりと理解してほしい．

3.3　輸血開始後の観察（輸血開始5分後〜輸血終了時まで）

　輸血開始後15分程度経過した時点で再度患者の状態を観察し，バイタルサインを測定し診療録に記載する．

　即時型溶血反応がないことを確認した後も，発疹・じん麻疹などのアレルギー症状，発熱，呼吸困難など，輸血副反応と考えられる症状（パネル8.6）がしばしばみられるので，その後も適宜観察を続けて早期発見に努める．極めて稀ではあるが，血液製剤に混入した細菌がバッグ内でエンドトキシンなどを産生し，それでショック症状を呈することがある．

　輸血中の観察記録は輸血開始5分，15分と規定されているが，輸血中は頻回（15〜30分毎）に患者の容態を観察し，異常の早期発見に努めるべきである（パネル8.8）．ポイントはバイタルサイン，副反応症状の有無のみならず，穿刺部位の状態，輸血バッグ内の凝集塊や滴下状況などもチェック

パネル8.6	輸血副反応の症状項目
① 発熱 （≧38℃，輸血前値から≧1℃以上上昇）	⑩ 頭痛・頭重感
② 悪寒・戦りつ	**⑪ 血圧低下** （収縮期血圧≧30mmHgの低下）
③ 熱感・ほてり	⑫ 血圧上昇 （収縮期血圧≧30mmHgの上昇）
④ 搔痒感・かゆみ	⑬ 動悸・頻脈 （成人：100回/分以上）
⑤ 発熱・顔面紅潮	⑭ 血管痛
⑥ 発疹・蕁麻疹	**⑮ 意識障害**
⑦ 呼吸困難 （チアノーゼ，喘鳴，呼吸状態悪化等）	**⑯ 赤褐色尿（血色素尿）**
⑧ 嘔気・嘔吐	⑰ その他
⑨ 胸痛・腹痛・腰背部痛	

注: 太字項目は重症副反応の可能性が高く，詳細を確認する

（日本輸血・細胞治療学会ホームページ）

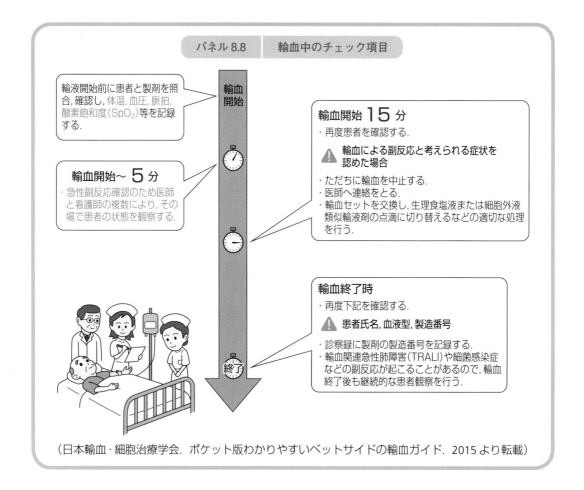

患者 ABO 血液型		赤血球製剤 ABO 血液型
O	←	A or B or AB
A	←	B or AB
B	←	A or AB

パネル 8.7　赤血球製剤の ABO 不適合輸血

パネル 8.8　輸血中のチェック項目

輸液開始前に患者と製剤を照合, 確認し, 体温, 血圧, 脈拍, 酸素飽和度 (SpO₂) 等を記録する.

輸血開始

輸血開始〜 5 分
・急性副反応確認のため医師と看護師の複数により, その場で患者の状態を観察する.

輸血開始 15 分
・再度患者を確認する.

⚠ **輸血による副反応と考えられる症状を認めた場合**

・ただちに輸血を中止する.
・医師へ連絡をとる.
・輸血セットを交換し, 生理食塩液または細胞外液類似輸液剤の点滴に切り替えるなどの適切な処理を行う.

輸血終了時
・再度下記を確認する.

⚠ **患者氏名, 血液型, 製造番号**

・診察録に製剤の製造番号を記録する.
・輸血関連急性肺障害 (TRALI) や細菌感染症などの副反応が起こることがあるので, 輸血終了後も継続的な患者観察を行う.

終了

(日本輸血・細胞治療学会. ポケット版わかりやすいベットサイドの輸血ガイド. 2015 より転載)

することである.

3.4　輸血終了時の観察

(1) 手洗い, 消毒など手指衛生を行い, 手袋を着用する.

(2) 血液バッグと点滴筒およびルート内の血液が落ちきったらクレンメを止める.

(3) 留置針を抜針する. ヘパリンロックなどを使って輸血用ルートを残すことは望ましくない.

(4) 患者氏名, 血液型, 製造番号を確認し, 診療録に血液製剤名・製造番号を記録する. 正しい血

液製剤が，正しい患者に，正しい方法で実施され，問題なく終了したことを確認する.

(5) 患者のバイタルサイン測定および全身状態の観察を行い，診療録に記録する.

(6) 使用済みの血液バッグは輸血後の副反応，特に細菌感染症発症時の菌種同定のために必要であるため，清潔に冷蔵保存しておくことが望まれる（冷凍は不可）. なお，1週間程度経過しても患者に感染症発症の兆候がない場合は，医療廃棄物として破棄する.

(7) 輸血終了後，発熱，悪寒，呼吸困難感，発疹・瘙痒感などの異常があれば直ちに担当医または看護師に知らせるよう，患者・家族に指導を行い，ナースコールの準備をする. 外来患者の場合も，同様の指導を行い発症時の対応や連絡方法などの情報を提供する.

(8) 輸血製剤による感染症の伝播は完全には否定できない. しかし，近年その発生率は極めて稀となってきている. そのため全例に対する輸血後感染症検査の実施は行われず，医師は患者に感染リスクがある場合にのみ輸血後感染症検査を実施する. 輸血の受血者には，パンフレットなどを用いて副反応および輸血後遡及調査についての説明を実施する.

4 輸血後の注意

輸血後副反応を分類する場合，即時型と遅発型，溶血性と非溶血性，感染性と非感染性など何を視点とするかで様々な分け方がある（パネル11.1）. 溶血性副反応を急性と遅発性に分けた場合の要点をパネル8.9に示した.

例えば，即時型と遅発型に分ける場合，即時型は，輸血開始数分〜数時間（通常24時間以内）に発生する副反応である. ABO不適合輸血による急性溶血反応，輸血関連急性肺障害（TRALI），輸血関連循環過剰負荷（TACO），細菌感染症などが代表的で，これらは受血者の生死に関わることが多いため，看護師は副反応の早期発見に努めねばならない. 遅発型副反応は，数日〜数カ月後に発症する副反応であり，輸血後も継続的に患者の全身状態の観察および患者指導を実施する必要がある.

パネル 8.9	溶血性輸血副反応の発症時間による分類	
	急性溶血性副反応	遅発性溶血性副反応
発症時間	輸血後 24 時間以内	輸血後 24 時間以降
溶血部位	血管内溶血が主体	血管外溶血が主体
概　　要	原因としては ABO 不適合輸血が大部分を占める	輸血前の抗体検査，交差適合試験が陰性の患者において，輸血された赤血球が二次免疫応答を惹起し，増加した IgG 同種抗体が赤血球と結合し溶血を起こす病態で，典型例では輸血後 3〜14 日間程度で発症する. 緊急輸血や検査過誤などで不規則抗体陽性（抗体同定不能含む）の患者に，その抗体と反応する赤血球が輸血された場合にも同様の副反応が起こることがある.

4.1　輸血副反応発生時の対策

　輸血副反応は，早期に発見することで重症化を防止できることがあるため，看護師は副反応と考えられる症状の発見に注意が必要である．そのためには，どのような副反応が，輸血後のどの時間帯に多く現れるかを知っておく必要がある（パネル 8.9）．

　副反応発生時に看護師がすべきことは，速やかにクランプを閉じ医師へ報告すること（輸血中止）である．患者の全身状態の観察，バイタルサインの測定結果を報告し，指示（または院内内規）に従い，処置や原因究明のための採血を行う．

　遅発性副反応については，まずは輸血との関連性に気づくことが重要であり，知識を整理しておくことが大切である．

　副反応発生時の対応の実際は，「第 11 章 輸血副反応とその対策」に詳述されているが，ここでは，看護師が注意深く観察し早期に発見することで致死的結果を回避しうる ABO 不適合輸血について，対応を以下に記載する．

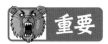　輸血副反応出現時の対応

　　① 症状出現時はクレンメを閉じ，輸血を中止し，医師に報告する．
　　② ショック状態で血管が虚脱するとルートの確保困難になるため，輸血中止後は，乳酸リンゲル液などで輸注ルートを保持しておく．
　　③ 輸血後の症状・所見を確認し，記録する．

4.2　異型輸血による急性溶血反応への対応

（1）ABO 不適合輸血

　輸血開始後，数分〜数時間以内に発症する即時型の血管内溶血反応で，死に至る重篤な病態である．200〜500 mL の輸血で死亡率 27.1 % との報告もある．重症度は不適合輸血の血液型の組合せと輸血量によって異なるため，異型輸血が発生した場合はできるだけ正確な情報を集める必要がある．例えば赤血球製剤のメジャーミスマッチでは，5〜20 mL でも症状が出現するが，新鮮凍結血漿（FFP）の場合は，成人ではほとんど症状はでない．

（2）ABO 不適合輸血の症状（パネル 8.10）

　輸血開始直後から輸注部位（静脈）付近に熱感，血管痛が出現する．やがて顔面蒼白，不穏状態，胸部苦悶，呼吸困難，頻脈，腹痛，腰痛，発熱，悪寒・戦慄，嘔吐，失禁，チアノーゼなどの症状が出現する．血圧は，いったんは上昇するが，間もなく低下し，ショック状態となり，乏尿・無尿と進行し急性腎不全症状を呈する．

（3）ABO 不適合輸血発生時の看護

① 直ちに輸血を中止し，医療スタッフの協力を得る．中止した輸血バッグは破棄せず，清潔に保管する．
② 留置針は抜針せず，接続部から新しい輸液セットに交換し，生理食塩液または細胞外液系の輸液に切替え，血圧の維持，ショック状態の防止と利尿に努める．

パネル 8.10 ABO 式血液型不適合輸血の症状

① 発熱・悪寒
② 輸血部位に限局した疼痛
③ 腰部・腹部・胸部・頭部に限局した疼痛
④ 興奮，苦痛，錯乱
⑤ 悪心，嘔吐
⑥ 紅潮
⑦ 呼吸困難
⑧ 低血圧，頻脈，ショック
⑨ ヘモグロビン尿（褐色尿）
⑩ DIC による手術野からじわじわとにじみ出る出血（oozing）

（日本輸血・細胞治療学会. 厚生労働科学研究 医薬品・医療機器などレギュラトリーサイエンス総合研究事業. 輸血副作用対応ガイド Version 1.0 2011 より改変し引用）

③ バイタルサイン（血圧，呼吸，脈拍）を継続して監視し，血圧低下がみられたら，昇圧剤（ドパミン 3〜5 μg/kg/min）の投与を開始する.

④ ショック状態からの離脱には麻酔科医や救命救急センターなどの医療スタッフの協力が不可欠である.

⑤ 導尿してヘモグロビン尿の観察，時間尿測定を行う. 乏尿時には医師の指示に従い，利尿剤を投与する.

⑥ 患者から採血し，播種性血管内凝固症候群（DIC），腎不全，溶血の状態（程度）を確認すると共に，ABO 血液型を再検査する.

⑦ 輸血で救命しうる（原疾患）病態の場合には，適合血の輸血を行う.

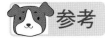参考 米国より，赤血球製剤の ABO 不適合輸血では，輸血量 50 mL 以上で明らかに急性溶血，腎不全，ショックの合併症が高まり，死亡例も増加するが，50 mL 以下では死亡例を認めなかったという報告がある（Janatpour KA, et al. Am J Clin Pathol. 2008; 129: 276-81）.

〈松川恵梨子・梅木智美・北澤淳一〉

9 多職種連携による輸血療法

1 チーム医療とは

　国は，平成22年にチーム医療の推進に関する報告書を作成した．「チーム医療」とは，医療に従事する多種多様な医療スタッフが，各々の高い専門性を前提に，目的と情報を共有し，業務を分担しつつも互いに連携・補完し合い，患者の状況に的確に対応した医療を提供することである．「チーム医療」を推進するためには，各医療スタッフの専門性の向上，各医療スタッフの役割の拡大，医療スタッフ間の連携・補完の推進が重要である．

　「チーム医療」は，輸血医療においても当てはまる．輸血医療に従事する医師，看護師，臨床検査技師，臨床工学技士，薬剤師，事務職員など多職種職員が連携し，安全で適正な輸血医療の実施を目指す「多職種連携による輸血療法」である．

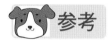 **参考**　厚生労働省; チーム医療の推進に関する検討会 報告書（平成22年3月19日）に詳細が記載されている．

2 輸血チーム医療に関する指針

　日本輸血・細胞治療学会（学会）は，輸血医療に携わる医師・看護師・臨床検査技師が，その高い専門性を用いて業務を分担し連携・補完し合い，輸血管理および実施体制を構築する多職種連携が重要であると考え，認定医制度（1992年），認定輸血検査技師制度（1995年），学会認定・臨床輸血看護師制度（2010年）を設立した．2017年には，「輸血チーム医療に関する指針」を発表し，各職種の役割と連携体制を明記した．その内容を次に示す（ **重要** パネル9.1）．

メモ	タイトル	年. 月. 日	重要度

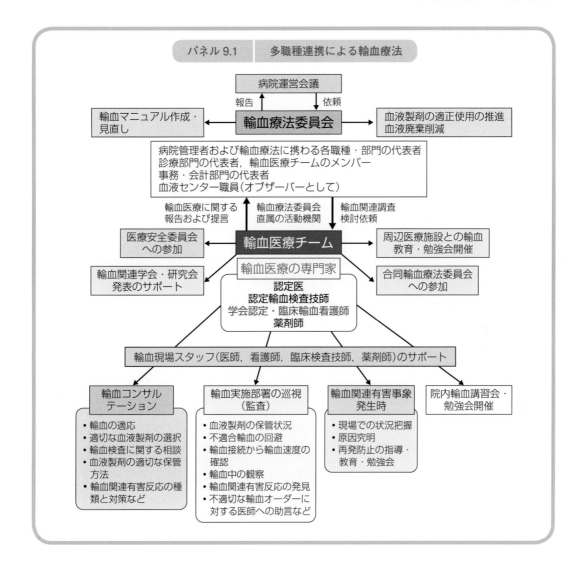

パネル9.1　多職種連携による輸血療法

病院運営会議

報告　依頼

輸血療法委員会

輸血マニュアル作成・見直し

血液製剤の適正使用の推進　血液廃棄削減

病院管理者および輸血療法に携わる各職種・部門の代表者
診療部門の代表者，輸血医療チームのメンバー
事務・会計部門の代表者
血液センター職員（オブザーバーとして）

輸血医療に関する報告および提言　輸血療法委員会直属の活動機関　輸血関連調査検討依頼

医療安全委員会への参加

輸血医療チーム

周辺医療施設との輸血教育・勉強会開催

輸血関連学会・研究会発表のサポート

輸血医療の専門家

認定医
認定輸血検査技師
学会認定・臨床輸血看護師
薬剤師

合同輸血療法委員会への参加

輸血現場スタッフ（医師，看護師，臨床検査技師，薬剤師）のサポート

輸血コンサルテーション
• 輸血の適応
• 適切な血液製剤の選択
• 輸血検査に関する相談
• 血液製剤の適切な保管方法
• 輸血関連有害反応の種類と対策など

輸血実施部署の巡視（監査）
• 血液製剤の保管状況
• 不適合輸血の回避
• 輸血接続から輸血速度の確認
• 輸血中の観察
• 輸血関連有害反応の発見
• 不適切な輸血オーダーに対する医師への助言など

輸血関連有害事象発生時
• 現場での状況把握
• 原因究明
• 再発防止の指導・教育・勉強会

院内輸血講習会・勉強会開催

2.1　輸血責任医師の役割

・輸血療法の専門性をもつ専ら輸血療法に関わる常勤医師は，学会が認定する認定医の資格を有していること．

・病院内における輸血業務の全般について実務上の監督および責任をもつこと．

・輸血部門の管理運営を担い，病院内の輸血体制の整備を遂行すること．

・輸血関連の十分な知識を備え，有害事象などのコンサルテーションに対応すること．

・医師対象の輸血研修を計画的に実施すること．

・輸血療法委員会に参加し，検討事項などを監督すること．

・医療安全対策委員会に参加することが望ましい．

・多職種連携による院内輸血監査（巡視）を行うこと．

2.2 看護師の役割

・輸血療法の専門性をもつ専ら輸血療法に関わる常勤看護師は，学会認定・臨床輸血看護師の資格を有していること．
・輸血療法委員会や医療安全対策委員会などに参加し，ベッドサイドにおける輸血医療の安全性を確保するための体制作りを行うこと（不適合輸血の回避，輸血の接続から輸血中，輸血後の観察，輸血関連有害事象の発見など）．
・看護師対象の輸血研修を計画的に実施すること（地域における他院の看護師の輸血教育・指導も含む）．
・各部門における輸血教育への支援を行うこと．
・多職種連携による院内輸血監査（巡視）に参加すること．

　2010 年に学会認定・臨床輸血看護師制度が設立して毎年 200 名前後の新規認定者が輩出されてきた．それに伴って輸血用血液製剤 100 万バッグあたりの過誤輸血件数は過去 5 年間減少傾向を示している．全国の合同輸血療法委員会の下部組織として学会認定・臨床輸血看護師による看護部会を設置して，輸血監査の実施，輸血廃棄率削減，過誤輸血防止対策，輸血教育，自己血輸血などに関する活動を積極的に開始しており，ベッドサイドの輸血医療の安全性が高まってきた結果とも考えられる（パネル 9.2）．

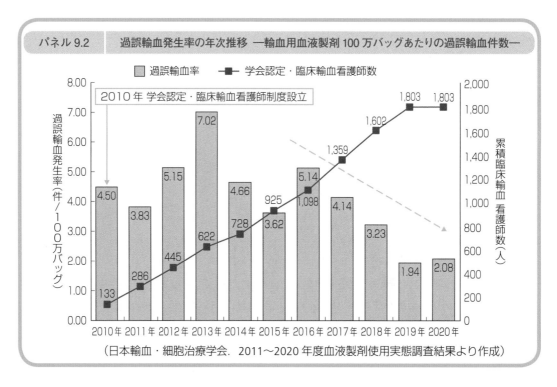

パネル 9.2　過誤輸血発生率の年次推移 —輸血用血液製剤 100 万バッグあたりの過誤輸血件数—

（日本輸血・細胞治療学会．2011〜2020 年度血液製剤使用実態調査結果より作成）

 参考　学会認定・臨床輸血看護師制度導入の趣旨を確認してください．

2.3 臨床検査技師の役割

- ・輸血業務全般の専門性をもつ専従の常勤臨床検査技師は，認定輸血検査技師の資格を有していること.
- ・輸血業務全般について十分な知識と経験豊富な臨床検査技師（認定輸血検査技師）が輸血検査業務の指導を行い，さらに輸血検査は臨床検査技師が 24 時間体制で実施すること.
- ・輸血用検査項目や検査方法を検討し，その精度管理を行うこと.
- ・輸血検査やその結果に関する相談・助言を行うこと.
- ・血液製剤の適正使用に向けた製剤選択への助言を行うこと.
- ・血液製剤の管理や使用に関する疑義照会を行うこと.
- ・輸血時のインフォームド・コンセントへの助言を行うこと.
- ・血液製剤使用に関する有害事象報告の回収・解析を行うこと.
- ・輸血療法委員会の事務局として活動し，資料作成や院内周知を行うこと.
- ・輸血検査および輸血療法に関する教育・支援を院内の職員を対象に行うこと.
- ・多職種連携による院内輸血監査（巡視）に参加すること.

　令和 3 年に実施された医師の働き方改革に伴う法改正により，臨床検査技師等に関する法律の一部が改正され，タスクシフト/シェアが推進された. 静脈路の確保とそれに関連する業務として，電解質液に接続する行為，造影剤を接続し注入する行為，さらに成分採血装置に接続し，操作，抜針・止血までの一連の行為が可能になった. 現時点でも医師の説明などの前後に輸血に関する定型的な事項や補足的な説明と意思確認作業（輸血療法や輸血関連検査の意義・解釈，輸血のリスクなど）をすることや，輸血実施後，副反応出現の有無の観察，異変出現時に医師等への状況報告などがあげられている. 今後，臨床検査技師の活躍の場は輸血部内だけではなく，輸血を実施する病棟や手術室，ICU をはじめ，救急外来など多職種で輸血医療を行う現場での活躍が期待されている.

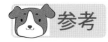 参考 　厚生労働省医政局長: 臨床検査技師等に関する法律施行令の一部を改正する政令等の公布について. 医政発 0709 第 10 号（令和 3 年 7 月 9 日）

2.4 薬剤師の役割

- ・血液製剤の知識を有し，その管理を行う専任の常勤薬剤師が配置されており，輸血関連業務(例えば，血液製剤の管理や使用に関する疑義照会，血漿分画製剤使用時のインフォームド・コンセントなど）を担当すること.
- ・血漿分画製剤の仕入れ・払出しを輸血部門と協力して管理すること.
- ・血漿分画製剤の使用時に必要に応じて，原料血漿の採血国および献血または非献血の区別を含む各血漿分画製剤の由来や使用にあたっての注意点などの説明を行うこと.
- ・輸血療法委員会に参加し血漿分画製剤等の説明や使用状況などを報告すること.
- ・輸血効果のモニタリングと併用薬剤との相互作用の意見を具申すること.

・多職種連携による院内輸血監査（巡視）に参加すること．

2.5 事務・会計部門職員の役割

・輸血医療に関する保険制度などについての知識を有する事務・会計部門の職員が常勤していること．

3 輸血療法委員会の役割

・病院管理者および輸血療法に携わる院内の各職種から構成される（必要な場合，オブザーバーとして血液センター職員の参加を求める）．
・定期的に開催され，少なくとも年6回以上は開催すること．
・院内の職員を対象に輸血研修会を年1回以上は実施すること．
・主な協議内容には下記の項目などが挙げられる．
  ・輸血療法の適応決定
  ・血液製剤（血漿分画製剤を含む）使用適正化の推進
  ・血液製剤（血漿分画製剤を含む）の診療科ごとの使用状況の把握（廃棄血の状況とその削減対策を含む）
  ・輸血用血液検査項目とその検査方法および精度管理
  ・輸血開始時の安全確認の方法
  ・症例検討を含む適正使用推進の方法
  ・輸血療法に伴う有害事象（インシデント事例を含む）の把握と防止対策
  ・輸血関連情報の伝達（国の指針や学会のマニュアルの周知徹底など）
  ・自己血輸血の実施方法（自己フィブリン糊作製を含む）
  ・合同輸血療法委員会等と連携し，血液製剤の施設規模別使用量や廃棄率などの病院間比較を定期的に実施

4 輸血医療チームの役割

4.1 多職種スタッフ（輸血医療チーム）による院内監査（巡視）の役割

・輸血医療チームは輸血医療に専門性をもつ医師，看護師，臨床検査技師，薬剤師などで構成される．
・輸血医療チームは周辺地域の輸血医療の発展にも寄与する．
・輸血関連有害事象発生時には，輸血医療チームが輸血医療の現場スタッフと共に，事実関係を明らかにし，再発防止に努める．
・輸血医療チームは，院内監査（巡視）を年1回以上行い，安全で適正な輸血医療を指導・教育する．
・輸血療法委員会と共同で必要に応じて，院内研修会・勉強会を企画実施する．

　輸血医療チームの活動として積極的に院内監査を行い，輸血現場における血液製剤の取り扱いや輸血前後の患者観察および輸血療法の有効性評価などを複数の職種で確認することで，ベッドサイドの安全性が向上し，血液製剤の廃棄率が減少し，さらに適正使用の推進に繋がることが期待される（パネル9.3）．

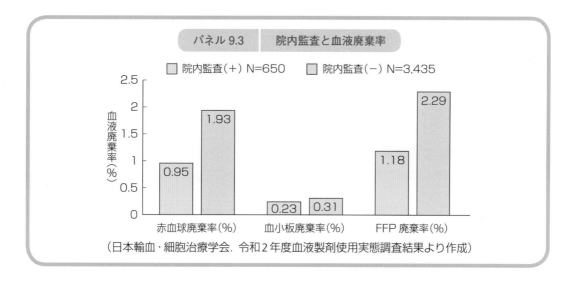

パネル9.3　院内監査と血液廃棄率

□ 院内監査（＋）N=650　　□ 院内監査（−）N=3,435

（日本輸血・細胞治療学会．令和2年度血液製剤使用実態調査結果より作成）

4.2　外部監査

・輸血医療に関する外部監査（輸血機能評価認定制度：I＆A制度など）を受けることが望ましい．

5　マニュアルの作成と見直し

・輸血療法委員会を中心に院内輸血マニュアルおよび自己血輸血マニュアルを作成し，定期的に見直す．

6　輸血療法委員会と輸血医療チームの違い

　輸血療法委員会活動の目的は，安全で適正な輸血医療の院内体制を構築し，もってそれを患者に提供することである．その目的では同じであるが，輸血医療に精通した医療スタッフ，いわば輸血医療の専門家が結成し，より教育的・実践的な活動を行うのが「輸血医療チーム」である．言い換えれば，輸血療法委員会は，主に院内の輸血医療に係わる院内規則や血液製剤使用量等を議論する輸血医療の管理的活動を行う．一方，輸血医療チームは，輸血医療の現場で安全で適正な輸血医療を指導・教育・実践することが特徴である．

　輸血医療チームの具体的な活動は，輸血部門を中心に血液製剤（アルブミン製剤を含む）の適正な管理体制および血液製剤使用部門での適正な実施体制の整備を行い，安全で適正な輸血医療の実践を目指す．認定医である輸血責任医師は院内の輸血業務の全般について実務上の監督および責任を持ち，輸血療法委員会に参加し検討事項を監督する．医療安全対策委員会に参加し，輸血医療

チームで輸血監査（巡視）を行う．学会認定・臨床輸血看護師は，輸血専門の看護師として，看護師への輸血教育・指導に携わり，輸血療法委員会に参加し，輸血医療チームの輸血監査（巡視）に加わる．認定輸血検査技師は，輸血検査の専門家として，検査技師への輸血教育・指導に携わり，輸血療法委員会に参加し，輸血医療チームの輸血監査（巡視）に加わる．血液製剤（アルブミン製剤を含む）に精通した常勤薬剤師は，医師，看護師，検査技師に主にアルブミン製剤の情報を提供・説明し，輸血療法委員会に参加し，輸血医療チームの輸血監査（巡視）に加わる．

　安全で適正な輸血医療の実践のためには，医師・看護師・検査技師・薬剤師の間での情報共有が重要であり，定期的に集まり，専門性の向上と役割の確認および拡大を図る．

7　多職種連携の効果と展望

7.1　多職種連携による輸血療法の具体的な効果

多職種連携による輸血療法が推進されていくと下記の効果が期待される．

・輸血に伴う有害事象の早期発見，それに伴う重症化防止効果．
・医療事故の多くはコミュニケーションの障害によってチームが機能しないために起こっているため，輸血医療における安全性の向上，すなわち輸血過誤・有害反応の抑制・予防効果．
・輸血医療における患者の主体性の確保．
・チーム医療がうまく機能すると，医療の質が向上し，患者の信頼を得ることができ，患者数が全体的に増える，また，廃棄血削減など病院経営に好影響をもたらすことによる医療経済的効果および医療費の削減．
・メディカルスタッフがやりがいをもて，人材が活性化することによって，患者および医療者双方の信頼関係や満足度が向上する．

7.2　多職種連携による輸血療法の今後の展開

・輸血医療チームによる輸血監査（巡視）の実施．
　・輸血実施場所での輸血療法の確認・指導・教育ができる．
　・輸血の適応と輸血効果の評価ができる．
・輸血関連の各職種の認定制度が推進する．
・診療報酬への早期新規収載を目指す．
・学会認定・輸血薬剤師制度の立ち上げ．
・外部監査（I&A 制度）の推進．

8　最後に

　安全な輸血療法を実施するには多職種連携による輸血療法が重要であり，そのためには関係スタッフの専門性を向上させ，役割を拡大し，スタッフ間の連携・補完を推進していく必要がある．

〈牧野茂義〉

10 自己血輸血

　自己血輸血とは，出血量が一定量以上予測される手術予定の患者から，事前に血液を採血し手術中・手術後の貧血の改善に輸血することである．方法は，貯血式自己血輸血，希釈式自己血輸血，回収式自己血輸血がある．これらは，併用して実施される事がある[6,17]．

<table>
<tr><td>パネル 10.1</td><td>インフォームド・コンセント</td></tr>
</table>

　自己血輸血対象患者には，自己血輸血の意義，自己血採血・保管に要する期間，採血前の必要検査，自己血採血時の有害事象，自己血輸血のトラブルの可能性と対処方法，具体的方法，状況によっては同種血輸血が必要になること，輸血全般に関する事項などについて，十分な説明と同意が必要である．

　以下，自己血輸血の方法をそれぞれ解説する．

1 貯血式自己血輸血

　手術前に自己血採血を行い保存したものを，手術時に輸血する方法である．予定手術患者で予測出血量が循環血液量の 15%以上などの場合に，手術予定日の 3 日以内の自己血採血は行わない．例えば，自己血採血 800 mL 予定の場合は 1 週間以上間隔をあけて行う．自己血採血バッグの保存期間は，保存液の種類により異なるため，計画的に自己血採血を行う事ができる．

1.1　適応
・全身状態が良好で自己血輸血について理解でき協力できる患者．
・採血に適切な血管がある患者．

1.2　禁忌
・菌血症の可能性がある細菌感染者*
　*下痢，発熱，抜歯後 3 日以内，抗菌薬内服中，IVH 挿入中，露出した感染傷，熱傷，治療を必要とする皮膚疾患

・不安定狭心症患者.

・中等度以上の大動脈弁狭窄症（AS）患者.

・NYHA IV度などの心疾患患者.

・ASA IV度や V度の患者[16,17].

1.3 利点

・輸血後移植片対宿主病（graft versus host disease: GVHD）や輸血関連急性肺障害（transfusion-related acute lung injury: TRALI）を防止できる.

・感染症のリスクにさらされない.

・まれな血液型や不規則抗体をもつ場合にも対応できる.

・同種血輸血のリスク＊を避ける事ができる.

　＊未知の感染症を保有しているリスクがゼロではない.

1.4 問題点

・採血時に血管迷走神経反応が起こる場合がある.

・バッグ破損や細菌汚染により使用不可能になる場合がある.

1.5 保存方法[16,17]

1.5.1 全血冷蔵保存

・もっとも一般的な自己血輸血の方法.

・全血のまま 2〜6℃冷蔵保存.

（1）利点

・特別な器具や装置，手技が不要であるため，どの施設でも実施可能である.

・保存液が CPD（citrate-phosphate-dextrose）液は 21 日間，CPDA-1 液は 35 日間保存できる.

（2）問題点

・採血基準として貯血前 Hb 値 11 g/dL 以上，採血間隔は原則として 1 週間以上とされているため，採血後の貧血が著しく回復が不十分な場合は貯血を続けることが困難となる.

・保存期間が限られており，貯血量に限界がある.

1.5.2 MAP 赤血球と新鮮凍結血漿（FFP）に分割して保存

・自己血を赤血球と血漿に分離し，赤血球に MAP 液（mannitol-adenine-phosphate）を加え 2〜6℃冷蔵保存する．血漿は FFP とし−20℃以下で凍結保存する.

・保存期間は赤血球液が採血後 42 日，FFP が 1 年である.

（1）利点

・液状のまま 42 日間保存することができる.

・FFP を凝固因子の補充として利用できる.

(2) 問題点

・赤血球と血漿の分離に専用の大型遠心分離機が必要である.

・長期保存が可能であるが,もし低温でも増殖しうるエルシニア菌などが混入した場合,細菌汚染血となる危険性がある.

1.5.3 冷凍赤血球とFFP保存

自己血を赤血球と血漿に分離し凍結保存する.手術当日に解凍し使用する.

(1) 利点

・冷凍赤血球の保存期間は10年であるため,数カ月前から大量の貯血が可能である.

・新鮮な血液を用意することができる.

(2) 問題点

・冷凍保存や解凍などの操作に薬剤や特別な設備が必要で,手間と費用がかかる.

・解凍し,投与可能な赤血球液になるには2～3時間を要し,解凍後は12時間以内に使用しなければならない.

・解凍後の赤血球の回収率が80～90%に低下する.

2 希釈式自己血輸血

全身麻酔導入後,手術開始直前に自己血を採血し,人工膠質液を輸注する.手術中または手術終了前後に返血する方法[17]である.

2.1 適応

・採血前Hb値で11 g/dL以上,Ht 20%あれば600 mL採血可能である.

・肺機能は,酸素化に異常がなければ適応となる.

・年齢・体重は特に限定されない.

2.2 禁忌

・心臓予備力がない患者(心筋障害,弁膜症,心内外の動静脈シャントがある場合).

・高度の貧血患者.血液希釈の安全な限界はHb 5g/dL程度と考えられる.

・出血傾向がある場合.

・腎機能障害がある場合.

・血液の酸素化に異常がある肺疾患患者.

・高度の脳血管狭窄患者[16].

2.3 利点

・血液希釈効果により,実質的出血量を軽減できる.

・血小板を含んだ新鮮血として使用できる.

・緊急手術に対応できる.

- ・宗教上の理由による輸血拒否に対し対応できることがある.
- ・全身麻酔下での採血にて，患者の精神的・肉体的負担が軽減できる.
- ・手術室内で完結できる（麻酔科医の全身管理下で実施できる）.

2.4　問題点

- ・熟練した麻酔科医が必要.
- ・急激な循環動態の変化を生じる危険性がある.
- ・採血量に制限がある.
- ・手術時間が長くなる.
- ・代用血漿剤の使用量と使用法に制限がある.
- ・手術室以外で使用する場合は，取り違え輸血などのリスクがある.

2.5　方法

- ・気管挿管後に乳酸リンゲル液 500 mL を急速注入後，自己血採血を行う.
- ・自己血採血と代用血漿剤の補液を数回繰り返す.

2.6　留意点

- ・希釈自己血の有効期限は原則として，採血日（手術日）の 24 時までとする.
- ・自己血は採取した手術室での室温保存とし，原則として手術室外には持ち出さない.

3　回収式自己血輸血

　手術中，手術後に手術野からの出血した血液を吸引器などで回収し，本人に返血する方法[17]で，術中回収式と術後回収式がある[16].　さらに回収式には洗浄式と非洗浄式がある.

3.1　適応

出血量が 600 mL 以上の開心術・大血管手術並びにその他の無菌的手術[9].

3.2　禁忌

細菌あるいは悪性腫瘍細胞の混入がある場合は禁忌である.

3.3　利点

- ・年齢・Hb 値・体重・血圧に制限がない.
- ・出血量の予測が困難な手術や，主に術後だけ出血する手術では有効である.
- ・大量出血にもある程度対応できる.
- ・緊急手術にも対応できる.
- ・手術前の自己血採血と異なり，患者への負担が軽減される.

3.4 問題点

・回収した血液に細菌や脂肪球など異物混入の危険性がある．

・術中・術後洗浄式回収法で回収するのは赤血球だけである．

・溶血の危険性がある．

・適応が限られている．回収血に細菌が含まれる手術では実施できない．

・洗浄式回収装置は高価である．

3.5 方法

3.5.1 術中回収式に関する基準

・吸引圧は，80-120 mmHg を目標とするが，急速な出血では吸引圧を上げる．

・回収処理終了後 4 時間以内に返血を完了する．

・回収処理後に冷蔵保存（2-6℃）を行った場合は，24 時間保存が可能である．

3.5.2 術後回収式に関する基準

・吸引圧は通常のドレナージチューブの吸引圧で行う．

・抗凝固剤は，洗浄式では機種により添加するが，非洗浄式では添加しない．

・回収処理終了後 8 時間以内に返血を完了する．

・非洗浄式では，大量返血で発熱や出血傾向がでることに注意する．

3.5.3 留意点

・産科手術での適応は確立されていない．

・出血量が 600 mL 以上の手術とは，総出血量（術中＋術後）が 600 mL 以上の場合を指す．

・洗浄式・非洗浄式に関わらず遊離ヘモグロビンが含まれ，非洗浄式に多い．

・返血バッグ内に分離した脂肪層があれば，この部分を返血しない．

・加圧輸血する場合は，空気注入に注意する．

次に，多くの施設で実施されている貯血式自己血輸血の実際の手順について示す．

4 自己血輸血の実施手順

4.1 採血前日までの確認事項

① インフォームド・コンセントが実施されているかどうか，同意書の有無，本人の理解度等について確認する．

② 採血スケジュールが，手術予定の 3 日前までに終わるスケジュールになっているか，1 回採血量の設定は無理のないものかどうか等を確認する．

③ 採血日までの準備について説明を受けているか，その理解度について確認する．

　ⓐ バランスの良い食事をとり，十分な睡眠を確保した生活を送るように指導する．

　ⓑ 常用薬は普段と同じように内服してもらい，必要に応じて鉄剤が処方されている患者には内服しているかどうかを確認する．

ⓒ 血液検査の結果に問題がないかどうか，肝機能，腎機能，感染症等について確認し，場合によっては心電図などの検査を実施し，事前に適応外となる所見がないか確認する．

4.2 採血当日の必要物品

以下の物品を用意する．

・消毒用エタノール綿または70% イソプロパノール
・10% ポビドンヨード液（もしくは1.0% クロルヘキシジングルコン酸エタノール液）
・採血バッグ（2 way）
・ペアン鉗子
・採血機（必須ではない）
・自己温度記録計と警報装置が付いた自己血輸血専用保冷庫の状況
・ローラーベンチ
・チューブシーラー
・駆血帯
・台秤

4.3 採血前に行うこと

4.3.1 全身状態の確認

① 体温 37.2℃ 以上，感冒症状や胃腸炎症状など，感染を疑う所見がないか．
② 前日の睡眠時間や当日の食事時間など（著しい睡眠不足やダイエットは要注意）．
③ 血圧が収縮期 180 mmHg 以上，もしくは 80 mmHg 以下，拡張期 100 mmHg 以上では再検し，医師の判断にて慎重に施行する．
④ 血液検査で Hb 値が 11.0 g/dL 以上であるか．産科領域の場合は，Hb 10.0g/dL 以上であるか．

4.3.2 採血ラベルへの署名と確認

① 患者に自署してもらい，血液は患者自身にのみ使用することを説明する．
② 患者氏名，生年月日，血液型，採血年月日，採血量などが正しく，取り違えが起こらないように記されていることを確認する．その後，採血バッグに貼付する．

4.3.3 採血バッグの確認

① 通常，側管のついた金属針の採血バッグを使用する．
② 開封後に採血バッグに破損や異物などの混入がないかを確認する．

4.3.4 採血部位の決定と皮膚消毒

① 通常は肘静脈を穿刺する．
② 皮膚創傷部や皮膚炎等，感染のリスクがある部位は避ける．
③ 採血者は手洗い，手指衛生を行う．
④ 穿刺部位を消毒用エタノール綿で清拭し，ポビドンヨード液で穿刺部位から外側に向けて同心

円を描くように8cm程度消毒する.

⑤2分以上待ち，乾燥したのを確認後に穿刺採血を行う．エタノールでは30秒を目安とする.

⑥消毒後，穿刺部位に触れる場合は，滅菌手袋を着用する.

4.3.5 穿刺時に行うこと

①空気混入を避けるため，採血チューブをペアン鉗子で止めた後に穿刺する.

②採血針が血管内に入ったことを確認後，ペアン鉗子をはずして採血を行う.

③採血針が抜けないようにテープで固定する．このとき穿刺部位が不潔にならないように注意する.

④神経損傷を疑う所見（痛み，しびれ等）はないかを確認する.

⑤妊婦の場合は，原則としてドナーチェアを使用し，仰臥位低血圧症候群を予防するため，完全仰臥位は避ける.

4.3.6 採血中に行うこと

①流量を観察しながら，常に緩やかに振盪し，抗凝固剤と混和する．採血の流速が遅いとチューブ内で凝固する可能性があるので，注意して観察する.

②採血器を使用する場合は，機械の説明書に従う.

③患者の様子に変化がないかを観察し，適宜声かけを行うなどをして緊張をほぐし，血管迷走神経反応（vasovagal reactions: VVR）の早期発見につとめる．発症時には速やかに対応する.

④妊婦の場合は，胎児心拍数モニタリングで母児の状態を確認しながら採血する.

4.3.7 採血後に行うこと

①規定の採血量が採取できたら，ペアン鉗子でチューブをクランプし，ローラーペンチでチューブをバッグに向かってしごき，チューブ内の血液をバッグ内に入れ，抗凝固剤と混和する.

②チューブシーラーでチューブをシールし，切断する.

③検査用のセグメントを2～3本作製し，自己血専用保冷庫に立てた状態で，患者ごとに保管する.

④補液は，原則として採血相当量を行う．鉄剤は必要に応じ，静注する.

⑤バイタルサインの測定後，採血に関連した問題がないことを確認し抜針する.

⑥止血は十分に行う．特に抗凝固薬を服用している患者では止血までの時間に注意する．ワルファリン服用者では15～20分間圧迫する.

⑦エリスロポエチン製剤の使用は医師の指示に従う.

4.3.8 採血後の生活について

①食事，水分はしっかり摂取するよう説明する.

②鉄分を多く含む食材の情報提供をし，鉄不足対策を説明する.

③遅発性にVVR様症状が出現することがあるため，気分不快時は転倒に注意し，横になって安静にするように説明する.

④激しい運動，労働，飲酒は避けるように説明する.

⑤長時間の入浴は避けること．特に採血後2時間は避けるよう説明する.

⑥ 皮下出血の防止のため，採血側の腕で重い荷物を持たないよう，激しく動かさないよう説明する．

⑦ 男性では，自己血採血後の最初の排尿は座って行うよう説明する．

パネル 10.2　血管迷走神経反応（VVR）判定基準

	必須症状，所見	他の症状
Ⅰ度	血圧低下，徐脈（＞40/min）	顔面蒼白，冷・悪心などの症状を伴うもの
Ⅱ度	Ⅰ度に加え，意識消失，徐脈（≦40/min），血圧低下（収縮期血圧＜90 mmHg）	嘔吐
Ⅲ度	Ⅱ度に加え，けいれん，失禁	

＊必須症状，所見がなければ，VVR といわない
＊特に採血終了直後に発現する例が多いが，採血途中や帰宅途中に起こることもある．

パネル 10.3　血管迷走神経反応（VVR）発症危険因子，対処法

■ VVR を起こしやすいといわれる患者
初回の患者　　　　低体重者　　　　　　若年者
緊張がつよい患者　睡眠不足，空腹の患者

■ VVR 出現時
- 直ちに採血を中止する．
- 頭部を下げ，下肢を挙上する．
- 失神した場合は気道の確保に努める．
- 看護師が採血している場合は医師へ連絡する．
- バイタルサインを測定し，低血圧が改善しない場合は，生理食塩液や乳酸リンゲル液を点滴静注する．さらに必要があれば，硫酸アトロピン等の薬剤を使用する．
（硫酸アトロピンは添付文書に「胎児に頻脈等を起こすことがあるので，妊娠中の婦人には投与しないことが望ましい．」と記載されていることに留意する）

〈塗谷智子・高橋理栄・北澤淳一〉

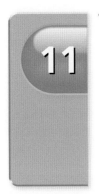

11 輸血副反応とその対策

1 輸血副反応（総論）

1.1 輸血副反応の分類 （パネル 11.1）

輸血による副反応は免疫学的副反応と非免疫学的副反応に大別できる．

1.1.1 免疫学的副反応

① 溶血（即時型と遅発型がある），② 発熱性非溶血反応（HLA 抗体，サイトカインによるもの），③ 輸血関連急性肺障害，④ アレルギー反応，アナフィラキシー様反応，⑤ 輸血後紫斑病，⑥ 血小板輸血不応，⑦ 輸血後移植片対宿主病などがある．

1.1.2 非免疫学的副反応

① 感染症（ウイルス，細菌，原虫，他），② 過剰・大量投与に関するものとして輸血関連循環過負荷，電解質異常，肺障害，低体温，出血傾向，高カリウム血症，低カルシウム血症がある，③ 溶血は物理化学的作用（加温，過冷，加圧，薬剤など）や細菌汚染で生ずる．その他，輸血後ヘモジデローシス，手技上の問題（空気塞栓，皮下出血など）も輸血における問題といえる．

パネル 11.1	輸血副反応の分類

■免疫学的副反応
1. 溶血
   - 即時型
   - 遅発型
2. 発熱性非溶血反応
   （HLA，サイトカイン）
3. 輸血関連急性肺障害
4. アレルギー反応
   アナフィラキシー様反応
5. 輸血後紫斑病
6. 血小板輸血不応
7. 輸血後移植片対宿主病

■非免疫学的副反応
1. 感染症
   - ウイルス・細菌・原虫，他
2. 過剰・大量
   - 輸血関連循環過負荷
   - 電解質異常，肺障害
     低体温，出血傾向，高カリウム血症，低カルシウム血症
3. 溶血
   - 物理化学的
     （加温，過冷，加圧，薬剤など）
   - 細菌汚染
4. 輸血後ヘモジデローシス
5. 手技上の問題
   - 空気塞栓，皮下出血，他

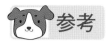 異型輸血（事故）による溶血ショック，腎不全なども副反応といえるが，これについては「第8章 輸血の実際と看護」で解説している．

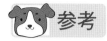 日本赤十字社 輸血情報による非溶血性輸血副反応（数と順位）をパネル11.2に示した．

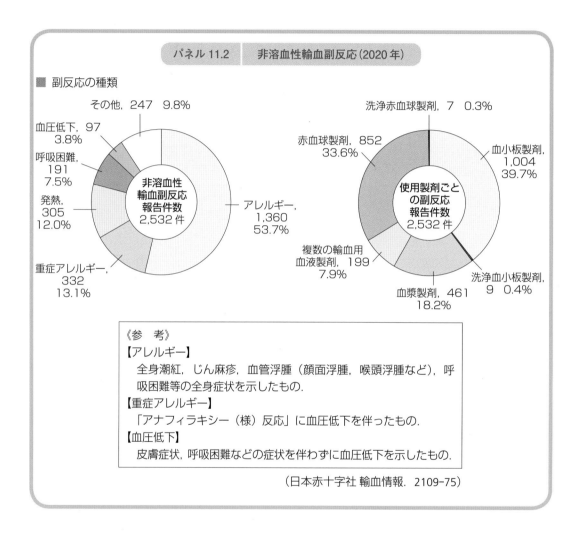

パネル11.2　非溶血性輸血副反応（2020年）

■ 副反応の種類

その他, 247　9.8%
血圧低下, 97　3.8%
呼吸困難, 191　7.5%
発熱, 305　12.0%
重症アレルギー, 332　13.1%
非溶血性輸血副反応報告件数 2,532件
アレルギー, 1,360　53.7%

赤血球製剤, 852　33.6%
洗浄赤血球製剤, 7　0.3%
血小板製剤, 1,004　39.7%
使用製剤ごとの副反応報告件数 2,532件
洗浄血小板製剤, 9　0.4%
血漿製剤, 461　18.2%
複数の輸血用血液製剤, 199　7.9%

《参　考》
【アレルギー】
　全身潮紅，じん麻疹，血管浮腫（顔面浮腫，喉頭浮腫など），呼吸困難等の全身症状を示したもの．
【重症アレルギー】
　「アナフィラキシー（様）反応」に血圧低下を伴ったもの．
【血圧低下】
　皮膚症状，呼吸困難などの症状を伴わずに血圧低下を示したもの．

（日本赤十字社 輸血情報. 2109-75）

1.2　輸血副反応の基準項目と症状

　副反応の症状をいち早く見つける事は輸血の看護においてもっとも重要なことである．特に39℃以上の発熱（℃）（輸血前値から1℃上以上の上昇），呼吸困難（チアノーゼ，喘鳴，呼吸状態悪化など），血圧低下（収縮期血圧30 mmHg以上の低下），血管痛，意識障害，血尿（ヘモグロビン尿）は重篤な副反応の兆候である．詳細は「第8章 輸血の実際と看護」を参照されたい．

2 輸血副反応（各論）

2.1 急性溶血反応（パネル 11.3）

異型輸血あるいは不規則抗体の存在により溶血を起こすことがある．赤血球と抗体の反応で補体が活性化されるためであるが，凝固系の活性化や放出されたサイトカインは出血傾向や，ショックを引き起こす．患者の赤血球も溶血し，DIC にいたる場合もある．溶血の病態生理をパネル 11.3 に示した．

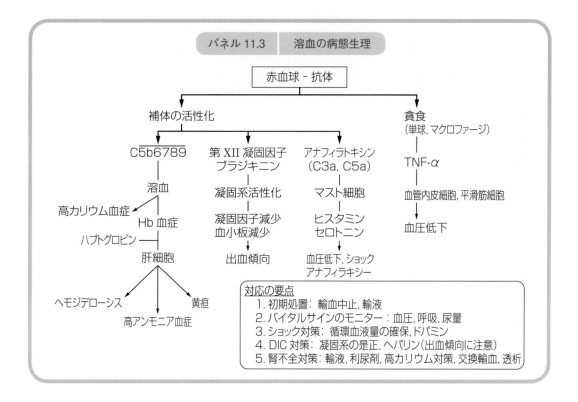

パネル 11.3　溶血の病態生理

赤血球 - 抗体

補体の活性化 / 貪食（単球, マクロファージ）

C5b6789 → 溶血 → 高カリウム血症 / Hb 血症 ← ハプトグロビン / 肝細胞 → ヘモジデローシス / 高アンモニア血症 / 黄疸

第 XII 凝固因子 ブラジキニン → 凝固系活性化 → 凝固因子減少 血小板減少 → 出血傾向

アナフィラトキシン（C3a, C5a）→ マスト細胞 → ヒスタミン セロトニン → 血圧低下, ショック アナフィラキシー

TNF-α → 血管内皮細胞, 平滑筋細胞 → 血圧低下

対応の要点
1. 初期処置：輸血中止, 輸液
2. バイタルサインのモニター：血圧, 呼吸, 尿量
3. ショック対策：循環血液量の確保, ドパミン
4. DIC 対策：凝固系の是正, ヘパリン（出血傾向に注意）
5. 腎不全対策：輸液, 利尿剤, 高カリウム対策, 交換輸血, 透析

2.2 輸血関連急性肺障害（transfusion-related acute lung injury: TRALI），輸血関連循環過負荷（transfusion-associated circulatory overload: TACO）

重要 TRALI は輸血開始後 6 時間以内に発症し，多くは 96 時間以内に収束する非心原性の急性肺障害である．輸血量と症状の程度は必ずしも平行しない．

TRALI の一因として白血球抗体（HLA 抗体を含む）が挙げられている．パネル 11.4 は報告された症例の胸部 X 線写真である．一方，急速な大量の輸血は，呼吸困難，起座呼吸，浮腫，血圧上昇などの心不全症状をもたらすことがある．この病態は輸血関連循環過負荷（TACO）であり，TRALI との鑑別が必要である（パネル 11.5）．

パネル 11.4　　TRALI 症例の経過と胸部 X 線写真

76 歳男性, 骨髄異形成症候群, 胃癌.
血小板輸血後1時間45分後から悪寒, 発熱,
呼吸困難, 湿性ラ音, 動脈血酸素飽和度低下（68%）

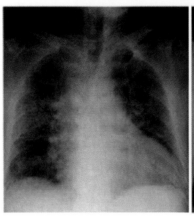 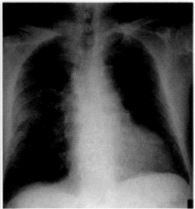

a. 発症時: 両肺水腫様所見　　　　b. 治療後: 右中肺野以外は改善

（重松明雄, 他. 日輸血細胞治療会誌. 2004; 50: 720-5）

パネル 11.5　　TRALI と TACO の相違

輸血関連急性肺障害（TRALI）	輸血関連循環過負荷（TACO）
TRALI は輸血開始後 6 時間以内に発症し, 多くは 96 時間以内に収束する急性呼吸障害である. 輸血量と症状の程度は必ずしも平行せず, 背景に心不全がないことが特徴である. 即ち非心原性の急性肺障害である.	輸血副反応というより, 過誤ともいうべき問題であるが, TRALI との鑑別上, 重要な病態である. 即ち, 急速, 大量の輸血は時に呼吸困難, 起座呼吸, 浮腫, 血圧上昇などの心不全症状をもたらすが, この病態をTACOと称し, 特に心機能の低下した高齢者, 小児では注意が必要である.

2.3 輸血後移植片対宿主病（post-transfusion graft-versus-host disease: 輸血後 GVHD）（パネル 11.6）

　リンパ球を含んだ血液製剤が輸血された際，宿主の免疫状態が正常であれば通常 host-versus-graft reaction が優位であり，ドナーリンパ球は受血者の NK 細胞や細胞障害性リンパ球により排除される．しかしドナーと受血者の主要組織適合性複合体（ヒトでは HLA）がある条件（HLA 一方向適合）になると，リンパ球が排除されることなくクローナルに増加し，患者細胞・組織・臓器を攻撃して，死に至らしめる．

　輸血後 GVHD の典型的臨床像は，輸血後 1〜2 週間頃に発熱で発症し，皮膚には紅斑が出現する．その後，肝臓障害，消化管障害（下痢・下血），骨髄無形成をきたし，最終的には汎血球減少で敗血症死にいたる．いったん発症するとほぼ 100％が死亡するといわれている．

　製剤への放射線照射により予防が可能で，2000 年から現在までの間に照射済み製剤による輸血後 GVHD の診断確定例はない．

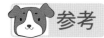参考　HLA 一方向適合（HLA one-way match）
　患者が供血者を認識する方向では HLA が適合しているが，供血者が患者を認識する方向では不適合であるという条件が重なった場合を称している．この条件では患者は供血者のリンパ球は拒絶しないが，供血者リンパ球は患者リンパ球や組織を認識して増殖して傷害する．日本人の非血縁者間における HLA 一方向適合の確率は，数百回に 1 回とされている．血縁者間輸血では，同一 HLA を共有していることが多く，HLA の一方向適合になる可能性が高いので特に危険である（藤井康彦，他．日本輸血・細胞治療学会　輸血後 GVHD 対策小委員会報告．2010 年）．

パネル 11.6　輸血後移植片対宿主病（輸血後 GVHD）

　宿主の免疫状態が正常であれば通常 HVGR（host-versus-graft reaction）が優位で，ドナーリンパ球は受血者の NK 細胞や細胞障害性リンパ球により排除される．しかしドナーと受血者の組織適合性にある条件が揃うと，バッグ内の僅かな数のリンパ球でも排除されることなくクローナルに増加し，患者細胞を攻撃し，死に至らしめる．
　輸血後 GVHD を起こす条件は以下である．
① ドナーと受血者の間に主要組織適合性複合体（MHC）の相違があり，
② ドナー細胞内に輸血後 GVHD を起こすのに十分な免疫担当細胞が存在し，
③ 受血者がドナー細胞を非自己とは認識できず拒絶できない事．

2.4 輸血感染症

2.4.1 輸血後感染症と病原体

(1) ウイルス（HBV, HCV, HEV, HIV, HTLV-I, CMV など）

(2) 梅毒トレポネーマ

(3) 原虫（マラリア, トリパノゾーマ, バベジアなど）

(4) 細菌（*P. acnes*, *Y. enterocolitica*, など）

	個別 NAT のみ陽性	理論的残存リスク	推定年間輸血後感染症数
HBV	約 44 件（36〜55 件）	74 万献血に 1 件（年間 6.5 献血）	160 万本の献血に 1 件（年間 3.1 件）
HCV	約 4 件（3〜5 件）	2,300 万献血に 1 件（年間 0.21 献血）	推定困難（理論的残存リスクが小さいため）
HIV	約 1 件（0〜1 件）	8,400 万献血に 1 件（年間 0.06 献血）	推定困難（理論的残存リスクが小さいため）

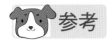

参考　NAT（Nucleic Acid Amplification Test）：核酸増幅検査

ウイルスの核酸（DNA の例: HBV, RNA の例: HCV）を polymerase chain reaction（PCR）法により直接検出する方法．この方法により検出感度は高くなり，ウイルスが生体内で増殖する過程で検出することができるようになった．

2.4.2 輸血感染症対策（パネル 11.7）

(1) 献血ドナーに対する問診の強化: 2006 年から身分証明書等の提示による本人確認が行われるようになった．

(2) 検査の充実: 1999 年から献血の HBV・HCV・HIV のウイルス検査に NAT が導入された．

(3) 2020 年 8 月より HEV の個別 NAT が開始された．

(4) 新鮮凍結血漿（FFP）の 6 カ月貯留: FFP は 2005 年から出荷前に 6 カ月間貯留保管してから供給されている．もしも，貯留期間中に献血後情報や遡及調査などで感染のリスクありとなれば，その FFP は供給されない．

(5) その他，ヘモビジランスの一環としての遡及調査，患者の輸血前血清の保管，初流血除去，白血球除去製剤の供給などが行われている．また病原体不活化処理の導入も検討されている．

パネル 11.7　　輸血感染症対策

・ドナー選択（身元確認・問診強化・登録ドナー）
・検査の充実（NAT）
・6 カ月貯留（FFP）
・遡及調査（ヘモビジランス）
　　患者の輸血前血液の保管
・初流血除去
・不活化処理の導入（未定）

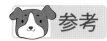

ヘモビジランス
献血者，献血，血液製剤に関しての情報収集・分析・評価・対策など，一連の
監視システムを血液安全監視体制（ヘモビジランス：Haemovigilance）という．

2.4.3　輸血に由来する肝炎のリスクの変遷

　輸血に由来する肝炎のリスクの変遷をパネル 11.8 に図示した．様々な対策により，輸血後感染症
が減少し，安全性が高くなってきている．前述のように 1999 年から献血の HBV・HCV・HIV のウ
イルス検査に NAT が導入され，2006 年からは一度に検査を行う検体数が 50 プールから 20 プール
になった．これにより，抗体検出と比較するとウインドウピリオドは HBV では約 36 日から 21 日
に，HCV では約 65 日から 3〜5 日に，HIV では約 19 日が 5 日に短縮された．2014 年，個別 NAT が
導入され 2020 年より HEV に対しても個別 NAT が開始された．

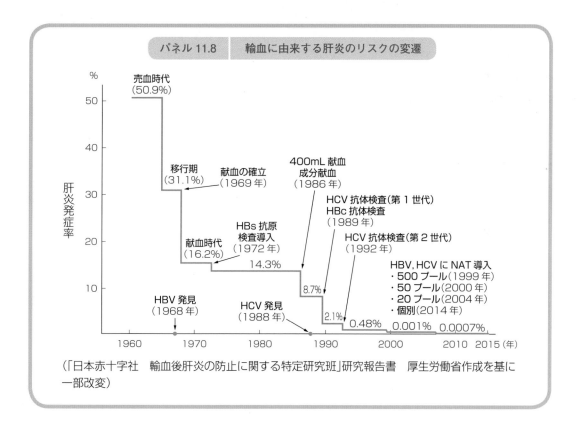

パネル 11.8　輸血に由来する肝炎のリスクの変遷

（「日本赤十字社　輸血後肝炎の防止に関する特定研究班」研究報告書　厚生労働省作成を基に
一部改変）

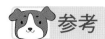

ウインドウピリオド
パネル 11.9 に HIV 感染の経過とそのウインドウピリオドを示した．病原体の感
染を特定するには，生体の免疫反応の結果産生される抗体を検出する．しかし，
抗体産生が完了するのには 2 週間ほどの時間がかかる．その間に献血された場
合，病原体が存在しているのに検査は陰性となってしまう．

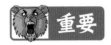輸血の分野では，検査で検出できない感染初期をウインドウピリオドと呼ぶ.
ウイルスの核酸増幅検査により検出感度は高くなり，ウイルスが生体内で増殖
する過程で検出することができるようになり，ウインドウピリオドは短縮した.
しかし上述のごとく，2014 年に個別 NAT が導入されたにも関わらず，HBV 感
染が生じた. ウイルスに感染後，極めて早期に献血された場合，"すり抜け"が
生じうる. 病原体の不活処理の導入を含め，今後の課題である.

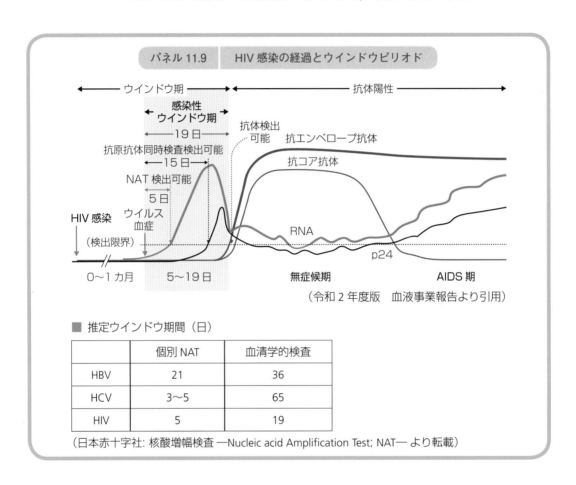

	個別 NAT	血清学的検査
HBV	21	36
HCV	3〜5	65
HIV	5	19

（日本赤十字社: 核酸増幅検査 ―Nucleic acid Amplification Test; NAT― より転載）

メ モ	タイトル	年. 月. 日	重要度

2.4.4 細菌感染

　輸血を介した細菌感染の混入経路は，採血時の不十分な消毒，皮膚毛嚢を貫いた採血，無症候の菌血症状態の献血者からの採血，バッグの破損，融解時のポートの汚染などがある．低温でも増殖できるエルシニア菌による赤血球製剤の細菌汚染を考慮して有効期間を3週間に短縮し，2007年の全血液製剤における初流血除去と保存前白血球除去の導入後は，細菌汚染例は室温で保存する血小板製剤のみになった（パネル11.10）．2017年には大腸菌に汚染された血小板輸血による死亡例も発生している．輸血実施現場での外観チェックが最も重要である．

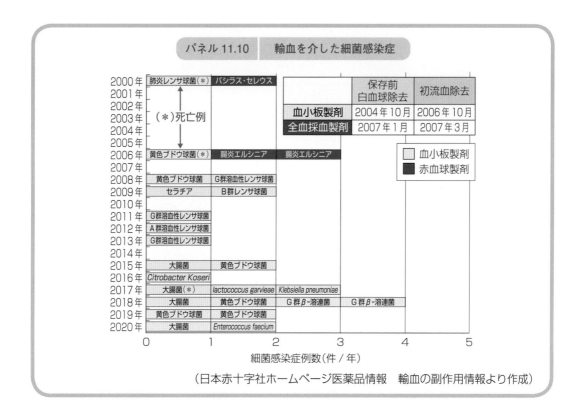

パネル 11.10　　輸血を介した細菌感染症

	保存前 白血球除去	初流血除去
血小板製剤	2004年10月	2006年10月
全血採血製剤	2007年1月	2007年3月

□ 血小板製剤　■ 赤血球製剤

細菌感染症例数（件 / 年）

（日本赤十字社ホームページ医薬品情報　輸血の副作用情報より作成）

2.5　非溶血性副反応

2.5.1　発熱性非溶血反応（パネル11.11）

　発熱はじん麻疹と並び頻度の高い副反応である．赤血球輸血で約0.5％，血漿製剤で約1％，血小板輸血では約2％と高い．輸血開始後数時間以内に1℃以上の体温の上昇をみた場合で，輸血以外の原因が否定されなければならない．機序として患者のHLA抗体と血液製剤中のドナー白血球の反応により放出されたサイトカインの作用などが想定されている．

パネル 11.11 | **発熱性非溶血反応**

輸血開始後数時間以内に1℃以上の体温の上昇をみた場合で，輸血以外の原因が否定された場合

頻度
　赤血球輸血の約0.5%，血漿製剤で約1%，血小板輸血で約2%程度.

機序
　① 患者のHLA抗体と血液製剤中のドナー白血球の反応により放出されたサイトカインの作用.
　② 血液製剤の保存中に白血球から産生，蓄積したサイトカインの作用.
　③ 患者の血小板抗体とドナー血小板の反応による補体の活性化で，C5aが患者の単球からサイトカインを放出させるなど.

2.5.2　アレルギー反応

アレルギーとは抗原に対する生体の過剰反応の総称であるが，じん麻疹はその代表である. 皮膚マスト細胞の活性化で放出されたヒスタミンなどの化学物質が皮膚に紅斑や膨疹を生ずるもので，I型アレルギーがよく知られている. さらに全身性に臓器症状を伴う場合をアナフィラキシーと称している.

(1) アレルギー性じん麻疹: 輸血による抗原の曝露は，前感作でマスト細胞上に有している抗原特異的IgEと結合することでマスト細胞を活性化する. 放出された化学物質により，数分から数時間以内に，皮膚症状が現れる.

(2) アナフィラキシー反応: 僅か数mLの輸血で，最初はじん麻疹様の軽い症状ながら，呼吸困難，意識レベルの低下，ショック，場合によっては死に至ることがある. FDAによれば17万件の輸血に1回で，年間の死亡者数1人とされる. 上記の機序で一気に放出された化学物質が気管支収縮，末梢血管不全などを惹起するためである. 抗IgA保有のIgA欠損症患者が知られている. ヨーロッパではIgA欠損症が0.14%でその30%に抗体を有するが，実際に輸血でアナフィラキシー反応を呈するのはごく一部とされる.

3 輸血副反応の対応と検査

　ショックや呼吸障害など重篤な輸血副反応症状の際には直ちに輸血を中止して，輸液に切り替え，呼吸循環の安定化に努める．同時に事務的エラーの有無や，検査では溶血や血液型不適合輸血の有無について調べることが重要である（パネル11.12）．原因に対する適切な対応とともに患者家族への丁寧な説明が必要である．詳細は「第8章　輸血の実際と看護」を参照されたい．

| パネル 11.12 | 急性輸血副反応の対応と検査のまとめ |

＜臨床＞
1. 輸血を中止し，ラベルの確認（氏名，血液型，製剤名等），輸血バッグと患者照合，輸血部への連絡
2. 生食水で輸液ルートの確保
3. 患者血液（EDTA血，凝固血）および輸血バッグの提出
4. 責任医師は患者の病態を評価し，それらに対応した対策を進める
5. 急性溶血反応，アナフィラキシー反応，TRALI が重要
6. 受血者，家族への説明

＜検査＞
1. ABO，Rh 検査（輸血前後の患者検体，輸血バッグ内容検体）
2. 不規則抗体検査
3. 交差適合試験
4. DAT
5. 患者 Hb，Ht の追跡
6. 他の主要な緊急検査（Hp, LDH, K, AST, ALT, BUN, Cr, Ca^{2+}, Bil, 尿一般・Hb など）
7. 輸血した血液の溶血の有無
8. 抗 IgA
9. 輸血した血液の外観，細菌培養，グラム染色
10. 患者血液，ドナー血液中の白血球抗体
11. その他（胸部 X 線等の画像，動脈血液ガス，凝固検査など）

〈牧野茂義〉

| メモ | タイトル | 年. 月. 日 | 重要度 |

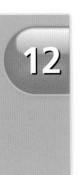

12 輸血検査

1 輸血検査

　輸血に関係する検査には (1) 血液型検査，(2) 赤血球不規則抗体検査（不規則抗体検査），(3) 交差適合試験がある．HLA検査，感染症検査や凝固検査も輸血検査に含まれるが，ここでは学会認定・臨床輸血看護師として必要な事項のみ記述する．検査の実際は臨床検査技師が実施するが，学会認定・臨床輸血看護師として検査の原理は熟知しておく必要がある．

2 血液型検査

　輸血前に必要な血液型の情報は，ABO血液型とRh血液型のD因子（陽性か陰性か）の2項目である．輸血前の血液型確定は異なる時点での採血と異なる検査者によるダブルチェックが必要であり，時間的余裕がない場合もある．また，交差適合試験をする時間的余裕がない場合もある．その場合でもABO血液型が確定したら同型血を輸血するので，ABO血液型検査は必須である．

　採血は，抗凝固剤入り試験管を用いる．遠心分離して血漿を分取してウラ検査用検体として利用する．また，赤血球層から3〜5%赤血球浮遊液を作製する．（パネル12.1）

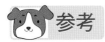 「第3章 危機的出血への対応ガイドライン」にあるように緊急輸血では交差適合試験が省略される場合がある．さらに急ぐ場合には血液型未確定の患者にO型赤血球液を輸血する場合もある．しかし，その場合（O型赤血球液6〜10単位程度が1回）でも次の輸血からは同型の輸血をすることが大原則である．したがって，製剤の血液型と患者の血液型の照合はきわめて重要である．

2.1　ABO血液型検査法 （パネル12.2）

　ABO血液型検査には患者赤血球抗原からみた「オモテ検査」と，患者血漿からみた「ウラ検査」がある．「オモテ・ウラ（結果）一致」が正常である（パネル12.3）．

　最も防ぐべき輸血過誤はABO血液型不適合輸血であり，患者の生命に直結するため，輸血前の血液型確定には ① 異なる2時点での採血，② 1回の採血検体を異なる検査者で実施する，デュアルチャンス・ダブルチェックが必要である．あくまでも，ヒトの過誤による血液型判定ミスをなくすために必要な工程である．

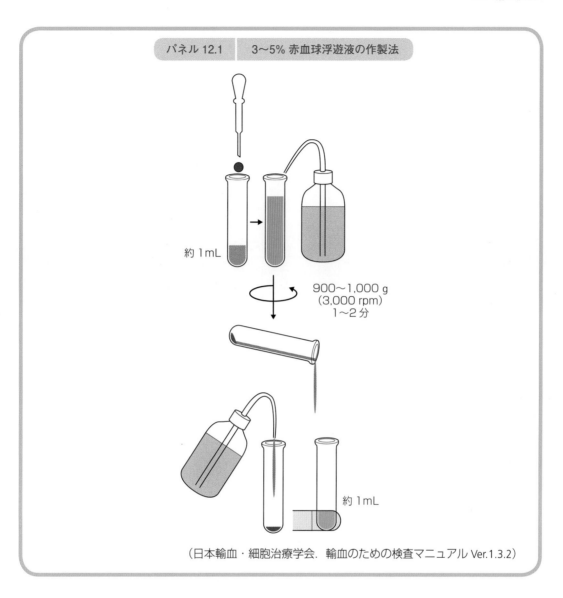

パネル 12.1 | 3〜5% 赤血球浮遊液の作製法

約 1mL

900〜1,000 g
(3,000 rpm)
1〜2分

約 1mL

（日本輸血・細胞治療学会. 輸血のための検査マニュアル Ver.1.3.2）

<table>
<tr><td rowspan="2">メモ</td><td>タイトル</td><td>年. 月. 日</td><td>重要度</td></tr>
<tr><td></td><td></td><td></td></tr>
</table>

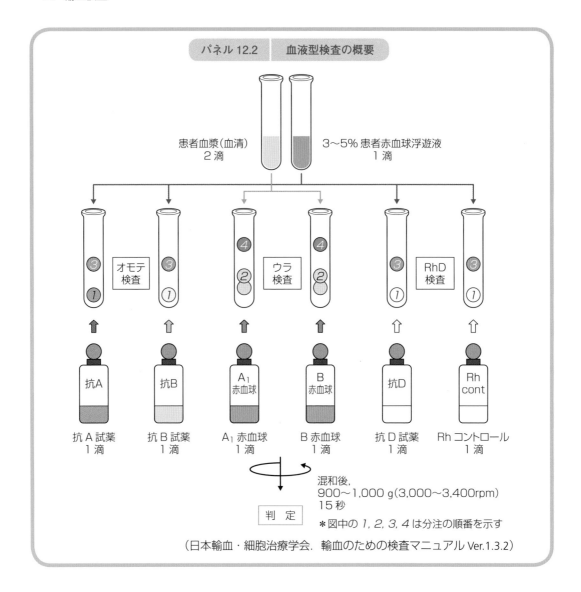

パネル12.2　血液型検査の概要

患者血漿(血清)
2滴

3〜5% 患者赤血球浮遊液
1滴

オモテ
検査

ウラ
検査

RhD
検査

抗A

抗B

A₁
赤血球

B
赤血球

抗D

Rh
cont

抗A試薬
1滴

抗B試薬
1滴

A₁赤血球
1滴

B赤血球
1滴

抗D試薬
1滴

Rhコントロール
1滴

混和後,
900〜1,000 g(3,000〜3,400rpm)
15秒

判　定

＊図中の 1, 2, 3, 4 は分注の順番を示す

(日本輸血・細胞治療学会. 輸血のための検査マニュアル Ver.1.3.2)

2.1.1　オモテ検査

「オモテ検査」は赤血球表面のA抗原,B抗原の存在を標準血清(抗A試薬または抗B試薬)で調べる検査である.

2.1.1.1　スライド法

(1)　準備品

抗A血液型判定用抗体試薬(青色,抗A試薬と略),抗B血液型判定用抗体試薬(黄色,抗B試薬と略),血液型判定用ガラス板または汎用の凝集判定用プラスチックプレート.試薬の添付文書に従い,赤血球浮遊液を調製する.

(2)　手順

スライド法では抗凝固剤入り試験管に採血した血液を用いる.

　①抗A試薬,抗B試薬を上下各1ウェル(くぼみ)に各々1滴ずつ滴下.

② そのウェルに赤血球浮遊液を 1 滴ずつ滴下.

③ 30 秒間, 静かに撹拌して, 検体を丸く広げる.

(3) 判定 (パネル 12.3)

凝集が認められればそれを凝集陽性と判定する.

オモテ検査			ウラ検査			判定
抗 A	抗 B	結果	A₁赤血球	B 赤血球	結果	
+	O	A 型	O	+	A 型	A 型
O	+	B 型	+	O	B 型	B 型
O	O	O 型	+	+	O 型	O 型
+	+	AB 型	O	O	AB 型	AB 型

パネル 12.3　ABO 血液型の判定表

(日本輸血・細胞治療学会. 輸血のための検査マニュアル Ver.1.3.2)

重要　抗 A 試薬と抗 B 試薬の凝集反応に要する時間は同じではないため, すぐに判定せず, 2～3 分後に判定することが重要.

2.1.1.2　試験管法

(1) 準備品

血液型判定用抗体試薬 (上述) として抗 A 試薬, 抗 B 試薬を用いる. その他, 卓上遠心器, 試験管, スポイトなどが必要.

(2) 手順

① 抗赤血球抗体試薬を 1 滴ずつ (先に) 2 本の試験管へ滴下 (抗 A, 抗 B などとマークする).

② 各々に被検 3～5 % 赤血球浮遊液 1 滴を滴下し混和する.

③ 専用遠心器で 900～1000 g (3,000～3,400 rpm) 15 秒間遠心後, 沈殿した赤血球が一様になるまで軽く振る.

(3) 判定

凝集が認められればそれを陽性と判定する.

2.1.2　ウラ検査: 試験管法

「ウラ検査」は血漿中の抗 A 抗体, 抗 B 抗体の存在を標準血球 (すでに血液型が確定されている赤血球) で調べる検査である.

(1) 準備品

赤血球試薬 (型が明らかな赤血球が防腐剤などの溶液中に濃度調製されている) として標準 A₁血球, B 血球を用いる. 日本人では一般的に A 型用には A₁血球を用いる. O 赤血球は必要に応じて使用する. その他, 卓上遠心器, 試験管, スポイトなどが必要.

(2) 手順

① 患者血漿を2滴ずつ（先に）3本の試験管（A, B, Oなどとマークする）に滴下する.

② 各々に標準血球試薬（A血球, B血球, 必要に応じO血球）1滴を滴下し混和する.

③ 専用遠心機で900～1,000 g（3,000～3,400 rpm）15秒遠心後, 試験管を静かに揺らし凝集の有無を観察する.

(3) 判定（パネル12.3）

凝集が認められればそれを陽性と判定する.

2.1.3 総合判定

ABO血液型は, オモテ検査とウラ検査の結果が一致している場合に血液型を判定できる. オモテ検査とウラ検査の結果が不一致となる場合は, その原因を精査する必要がある.

2.2 RhD血液型検査法

RhDの検査は輸血時の適合血を選択するために行う. 2.1で述べたABO血液型検査と同時に実施することが多い. ここでは試験管法について説明する.

(1) 準備

赤血球浮遊液, 抗D試薬とRhコントロール試薬, 遠心機, 試験管.

(2) 手順

① 試験管2本に, あらかじめマーキングする（抗D, コントロールなど）.

② 抗D抗体用試験管に抗D試薬を1滴入れ, コントロールの試験管にはRhコントロール試薬を1滴入れる.

③ 両方の試験管に患者赤血球浮遊液を1滴入れ混和する.

④ 専用遠心機で900～1,000 g（3,000～3,400 rpm）15秒遠心後, 試験管を静かに揺らし凝集の有無を観察する.

(3) 判定（パネル12.4）

抗D試薬で凝集を認め, Rhコントロールでは凝集が認められないものをD陽性と判定する.

抗D試薬の直後判定が陰性の場合は判定保留とし, 引き続きD陰性確認試験を行う. Rhコント

パネル12.4	RhD検査判定表				
直後判定			D陰性確認試験		
抗D試薬	Rhコントロール	判定	抗D試薬	Rhコントロール	判定
＋	0	D陽性	不要		
0	0	判定保留※1	0	0	D陰性
			＋	0	weak D
＋	＋	判定保留※2			

（日本輸血・細胞治療学会. 輸血のための検査マニュアル Ver.1.3.2）

ロールの判定が陽性となった場合は判定保留とし，その原因を精査する必要がある．D 陰性確認試験で抗 D 試薬および Rh コントロールの判定が陰性の場合は D 陰性と判定する．抗 D 試薬の判定が陽性の場合（直後判定は陰性）は weak D と判定する．

　輸血部門では「オモテ検査」と「ウラ検査」と RhD の検査を同時に行うため，臨床検査技師はスライド法ではなく試験管法で検査を行うのが一般的である．なお，紙の上で血液と試薬を混ぜる方法は，献血の「血液型仮判定」とよばれるものであり，病院での輸血前検査としては望ましくない．

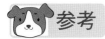

参考　臨床的意義が最も高い D 抗原陽性を慣習的に Rh 陽性（日本人では 99.5％），陰性者を Rh 陰性（0.5％）と呼ぶが，Rh 血液型の抗原には C または c と E または e もある（表現型は D と C, c, E, e の組み合わせになる．D の対立形質とされていた d 抗原は存在しないことが明らかにされているが，「d」の記号は D 抗原が陰性であること表す場合に便利であるため広く使用されている．例えば，DCcEe，dCcEe など）．

3　不規則抗体検査

3.1　不規則抗体

　不規則抗体とは規則抗体（Landsteiner（ランドシュタイナー）の法則，抗 A 抗体，抗 B 抗体）以外の赤血球同種抗体である．代表的な抗体は抗 D 抗体である．妊娠以外で赤血球不規則抗体が産生される原因は輸血か臓器移植である（自然抗体として検出されるものもある）．輸血歴を有する患者や手術で輸血する可能性が高い患者は不規則抗体検査を行う．なお，繰り返し輸血を受ける患者では，前の輸血から 72 時間以上経過している場合には不規則抗体検査を行う．これは輸血時の遅延性溶血性反応を回避するためである．診療報酬上は頻回輸血であれば週 1 回程度は算定が認められる．

3.2　不規則抗体検査の実際（パネル 12.5）

　実際の検査では，まず不規則抗体スクリーニングを行う．血液型が詳細に調べられているスクリーニング検査用 O 型の血球試薬（3 種類程度）と患者血漿を反応させて不規則抗体の有無をスクリーニングする．

　図示した方法は消去法と呼ばれる．消去法とは，間接抗グロブリン試験で陰性反応を呈したパネル赤血球のもつ主要抗原に対する抗体を 1 つずつ除外して，患者が保有する抗体の特異性を推定する方法をいう．詳細は成書に譲る．

　陽性であれば不規則抗体確定検査用に準備されている様々な種類のパネル赤血球試薬（11 種類程度）を用いて不規則抗体を同定する．血液型と不規則抗体検査にカラム凝集法による全自動検査装置を利用する施設が多い．Rh（D, C, c, E, e），Kell, Duffy, Kidd, Lewis, P, MNS, Lutheran, Xg 血液型群に対する抗体の存在がわかるように組み合わせた試薬がキットとして市販されている．また，Diego に関しては特にそれに対応する試薬を使用する．パネル 12.6 に臨床的意義のある不規則抗体を示した．

パネル 12.5	不規則抗体スクリーニング検査の実際

Cell No.	...	E	...	Jk^a	...	...	...	M	...	s	...	...	生理食塩液法	間接抗グロブリン試験	IgG感作赤血球
I		0	0		0		0			0	0		0	0	+
II	+	0	+	+	0	0	+	+	+	0	+	0	0	2+	N.T.
III	0	0	0		0		0		0		0		0	0	+

（日本輸血・細胞治療学会. 輸血のための検査マニュアル Ver.1.3.2）

パネル 12.6	不規則抗体の血液型特異性と輸血用血液製剤の選択

抗体の特異性	臨床的意義	輸血用血液製剤 （赤血球製剤）の選択
Rh	あり	抗原陰性
Duffy	あり	抗原陰性
Kidd	あり	抗原陰性
Diego	あり	抗原陰性
S, s	あり	抗原陰性
Kell	あり	抗原陰性
M（間接抗グロブリン試験*陽性）	あり	抗原陰性
M（間接抗グロブリン試験*陰性）	なし	選択の必要なし
Le^a（間接抗グロブリン試験*陽性）	あり	抗原陰性
Le^a（間接抗グロブリン試験*陰性）	なし	選択の必要なし
P1, N, Le^b	なし	選択の必要なし
Xg^a	なし	選択の必要なし
高頻度抗原に対する抗体 　JMH, Knops, Cost, Chido/Rodgers, KANNO	なし	選択の必要なし
Jr^a	あり	抗原陰性が望ましい
その他高頻度または低頻度抗原に対する抗体	特異性，症例により異なる	輸血認定医、輸血認定技師または専門機関に相談

*反応増強剤無添加の間接抗グロブリン試験（37℃，60分）

（奥田誠，他. 赤血球型検査（赤血球系検査）ガイドライン（改訂3版），日本輸血細胞治療学会誌. 2020. 66: 695-717）

4 交差適合試験

　交差適合試験（クロスマッチ）は，供血者（献血者，ドナー）の血液が患者に輸血された場合と同様な状態を試験管内で再現し，赤血球の凝集あるいは溶血の有無を見る検査である．「主試験」は供血者赤血球と患者血漿中の抗体との反応を，「副試験」は反対に供血者血漿と患者赤血球との反応をみるものである．赤血球製剤では血漿の含有量は少なく，また，献血由来血液製剤は不規則抗体が陰性である事が確かめられており副試験の必要性は低いとの意見もある．

4.1 交差適合試験の実際 (パネル 12.7, 12.8)

　主試験と副試験は一般に試験管法で同時に行う. 生理食塩液法, 間接抗グロブリン法, 酵素法(ブロメリン法など) があるが, ここでは, 交差適合試験の基本である間接抗グロブリン試験法について記す.

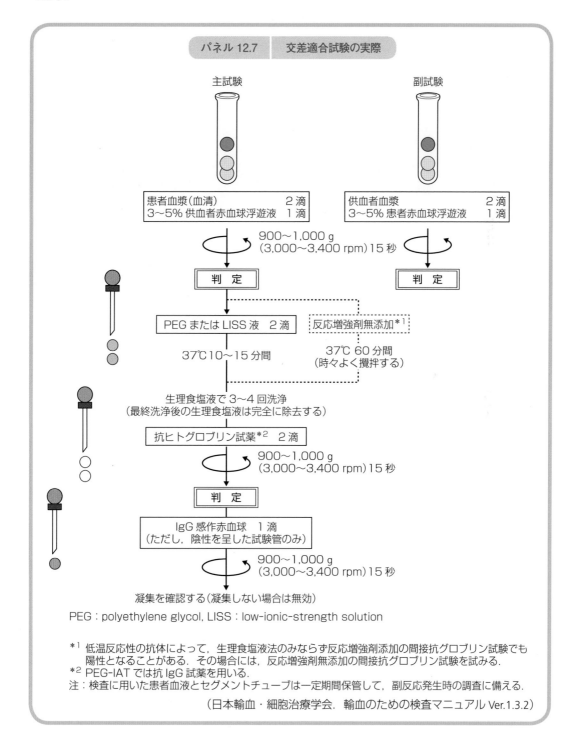

パネル 12.7　　交差適合試験の実際

主試験　　　　　　　　　　　　　　　　　副試験

| 患者血漿(血清)　　　　　　 2 滴
3〜5% 供血者赤血球浮遊液　 1 滴 | 供血者血漿　　　　　　　　 2 滴
3〜5% 患者赤血球浮遊液　 1 滴 |

900〜1,000 g
(3,000〜3,400 rpm)15 秒

判　定　　　　　　　　　　　　　　　判　定

| PEG または LISS 液　2 滴 | 反応増強剤無添加*¹ |

37℃10〜15 分間　　　　　　　37℃ 60 分間
　　　　　　　　　　　　　　(時々よく攪拌する)

生理食塩液で 3〜4 回洗浄
(最終洗浄後の生理食塩液は完全に除去する)

抗ヒトグロブリン試薬*²　2 滴

900〜1,000 g
(3,000〜3,400 rpm)15 秒

判　定

IgG 感作赤血球　1 滴
(ただし, 陰性を呈した試験管のみ)

900〜1,000 g
(3,000〜3,400 rpm)15 秒

凝集を確認する(凝集しない場合は無効)

PEG : polyethylene glycol, LISS : low-ionic-strength solution

*¹ 低温反応性の抗体によって, 生理食塩液法のみならず反応増強剤添加の間接抗グロブリン試験でも
　陽性となることがある. その場合には, 反応増強剤無添加の間接抗グロブリン試験を試みる.
*² PEG-IAT では抗 IgG 試薬を用いる.
注：検査に用いた患者血液とセグメントチューブは一定期間保管して, 副反応発生時の調査に備える.

(日本輸血・細胞治療学会. 輸血のための検査マニュアル Ver.1.3.2)

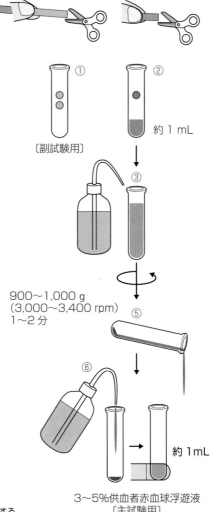

パネル 12.8　　セグメントチューブからの赤血球浮遊液調製法

前処理：血液パックからセグメントチューブを切り離す. チューブ内の血液が赤血球と血漿によく分離されていない場合は, チューブを試験管に入れ, 遠心してから用いる.

① 赤血球製剤本数分の試験管を準備し, 製造番号(または識別番号)を明記する. 血漿側のチューブの先端をハサミで切り, 親指の爪を立てて赤血球沈渣の流出を止めながら, もう一方の親指と人差し指で血漿側のチューブを押して, 副試験要試験管に血漿を2滴滴下する.

② 次に, 血漿と赤血球沈渣の境界を切断し, 予め生理食塩液を約1mL入れた試験管に, 赤血球沈渣1滴を押し出す.

③ よく混和後, 洗浄ビンで生理食塩液を飛び散らないよう勢いよく入れ, 試験管の7〜8分目まで満たす.

④ 900〜1,000g(3,000〜3,400rpm)で1〜2分遠心する.

⑤ 赤血球沈渣が流れ出ないよう試験管を傾け, 素早く生理食塩液を捨てる(スポイト等を用いてもよい).

⑥ 生理食塩液約1mL(一横指)を添加して, 3〜5%赤血球浮遊液とし, 主試験に用いる.

注：副試験を省略する場合は, ②から開始する.

〔副試験用〕

約1mL

③

900〜1,000 g
(3,000〜3,400 rpm)
1〜2分

⑤

⑥

約1mL

3〜5%供血者赤血球浮遊液
〔主試験用〕

（日本輸血・細胞治療学会. 輸血のための検査マニュアル Ver.1.3.2）

(1) 準備

血液製剤に付属するセグメント, 試験管, 専用（低速汎用）遠心機, （専用）遠心機, 生理食塩液, 抗ヒトグロブリン試薬, 反応増強剤, はさみ等.

(2) 手順

① 患者交差試験用血液を（低速汎用）遠心機で900〜1,000 g（3,000〜3,400 rpm）5分間遠心して血漿と血球に分離.「パネル 12.1」に準じて3〜5%患者赤血球浮遊液を作製する.

② 血液バッグのセグメントと同じ認識番号を試験管に書いて, それぞれに1 mLの生理食塩水を入れて, セグメントの赤血球が沈んでいる方の末端を斜めにハサミで切り, 血液1滴を生理食

塩液入り試験管に滴下し，3～5％供血者赤血球浮遊液を作る．

③ 主試験用1本，副試験用1本の試験管に血液バッグのセグメントと同じ認識番号を書く．患者自己対照（コントロール）の試験管も置く．

④ それぞれの試験管に血漿，赤血球浮遊液の順で滴下する．血漿は血液バッグのセグメントの血漿側の末端を斜めに注意深くハサミで切り血漿部分から2滴を試験管へ滴下する．

⑤ 混和後専用遠心機で900～1,000 g（3,000～3,400 rpm）15秒間遠心し，凝集の有無を判定する．

⑥ 主試験と自己対照の試験管に反応増強剤（PEGまたはLISS）を2滴ずつ加え，よく混和後，37℃で10～15分加温する．

⑦ 生理食塩液で3～4回洗浄する（最終洗浄後の生理食塩液は完全に除去する）

⑧ 抗ヒトグロブリン試薬（PEG-IATでは抗IgG試薬）を2滴ずつ加え，よく混和する．

⑨ 試験管を専用遠心機で900～1,000 g（3,000～3,400 rpm）15秒間遠心し，凝集の有無を判定する．

⑩ 陰性を呈した試験管にIgG感作赤血球を1滴ずつ加え，よく混和後，専用遠心機で900～1,000 g（3,000～3,400 rpm）15秒間遠心し，IgG感作赤血球が凝集することを確認する（凝集しない場合は無効）．

（3）判定

間接抗グロブリン法による主試験の結果が陰性の場合，適合とする．

なお，大量輸血が必要となった患者については，しばしば間接抗グロブリン試験による交差適合試験を行う時間的余裕がない場合があるが，このような場合でも少なくとも生理食塩液法による主試験（迅速法，室温）を行い，ABO血液型の間違いだけは起こさないように配慮する．

〈北澤淳一〉

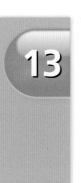

13 輸血に関わる法制度，倫理等

1 安全な血液製剤の安定供給の確保等に関する法律（血液法）

　この法律の目的は，血液製剤の安全性の向上，安定供給の確保，適正使用の推進によって，国民の保健衛生の向上を図ることであり，献血による国内自給の原則が法の基本理念に含まれている．本法は，血液事業に関わる国，地方公共団体，採血事業者，製造・販売業者，医療関係者のそれぞれについて責務を定めている．（パネル 13.1）

　本法が医療関係者の責務と定めている血液製剤の適正使用に関しては，様々な指針，ガイドラインや制度が通知されている．（パネル 13.2）

パネル 13.1 　　安全な血液製剤の安定供給の確保等に関する法律（血液法）

[基本理念（第 3 条）]
血液製剤は
① その原料である血液の特性にかんがみ，その安全性に常に配慮して製造され，供給され，使用されなければならない．
② 原則として国内で行われた献血により得られた血液を原料として製造されるとともに，安定的に供給されるようにする．
③ 献血により得られる血液を原料とする貴重なものであること，及び原料である血液の特性にかんがみ，適正に使用されなければならない．
④ 国，地方公共団体，その他の関係者は，この法律に基づく施策の策定や実施に当たっては，公正の確保及び透明性の向上が図られるよう努めなければならない．

[医療関係者の責務（第 8 条）]
医師その他の医療関係者は，基本理念にのっとり，血液製剤の適正な使用に努めるとともに，血液製剤の安全性に関する情報の収集及び提供に努めなければならない．

[基本方針（第 9 条）]
厚生労働大臣は，血液製剤の安全性の向上及び安定供給の確保を図るための基本方針を定めるとともに，少なくとも 5 年ごとに再検討を加え，必要時には変更する．

パネル 13.2	血液製剤の適正使用に関する指針，ガイドラインおよび制度

[厚生労働省通知]
- 輸血療法の実施に関する指針
- 血液製剤の使用指針
- 血液製剤等に係る遡及調査ガイドライン

[日本輸血・細胞治療学会作成]
- 科学的根拠に基づいたガイドライン（赤血球製剤，血小板製剤，新鮮凍結血漿，アルブミン製剤，小児輸血，輸血有害事象対応，など）
- 大量出血症例に対する血液製剤の適正な使用のガイドライン
- 輸血チーム医療に関する指針
- 在宅赤血球輸血ガイド
- 危機的出血への対応ガイドライン（2 学会）
- 産科危機的出血への対応ガイドライン（5 学会）
- 宗教的輸血拒否に関するガイドライン（5 学会を中心とする合同委員会）

[診療報酬制度]
- 輸血管理料，輸血適正使用加算および貯血式自己血輸血管理体制加算

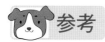 参考 　以上の各項目は，日本輸血・細胞治療学会ホームページ〈http://yuketsu.jstmct.or.jp〉[8]にて公開されている.

2 医薬品，医療機器等の品質，有効性及び安全性の確保等に関する法律（薬機法，旧薬事法）

この法律の目的は，医薬品・医薬部外品・化粧品・医療機器の品質・有効性および安全性を確保することである．本法は，輸血用血液製剤や血漿分画製剤を，感染症の発症リスクなどの安全対策に特に注意すべき「特定生物由来製品」と定義し，その使用の際には，患者（またはその家族）への製品の有効性と安全性についての説明，使用記録の作成・保管（少なくとも 20 年間），感染症情報の報告を義務付けている．なお，使用記録に必要な項目は，製剤名称，製造番号，使用年月日，患者の氏名・住所である.

3 特定生物由来製品と救済制度

3.1 生物由来製品と特定生物由来製品

ヒトその他の生物（植物を除く）に由来する医薬品，医薬部外品，化粧品または医療機器である生物由来製品のうち，保健衛生上の危害の発生または拡大を防止するための措置を講ずることが必要なものを特定生物由来製品という．特定生物由来製品は，感染症の発症リスク等に着目した所定の審査を経て，厚生労働大臣が指定し，輸血用血液製剤や血漿分画製剤（アルブミン製剤，グロブ

リン製剤, フィブリノゲン製剤など) などの血液製剤に加えて, インターフェロンベータ (遺伝子組換え) や, 胎盤加水分解物 (人に由来するものに限る) など多種にわたる. なお, 特定生物由来製品の直接の容器包装には「特生物」と表示されており, さらに血液製剤には, 原料となる血液の採血国および, 献血または非献血の区別が表示されている.

3.2 生物由来製品感染等被害救済制度

本制度は, 医薬品医療機器総合機構法に基づく公的制度である. 生物由来製品等を適正に使用したにもかかわらず発生した感染等により, 入院治療が必要な程度の疾病や日常生活が著しく制限される程度の障害等の健康被害を受けた方の救済を図ることを目的として, 医療費, 医療手当, 障害年金等の救済給付を行う. 救済給付においては, 独立行政法人医薬品医療機器総合機構 (PMDA) が給付請求を受け, 医学・薬学的な判定を経て, 給付支給の可否を判定する. (パネル 13.3)

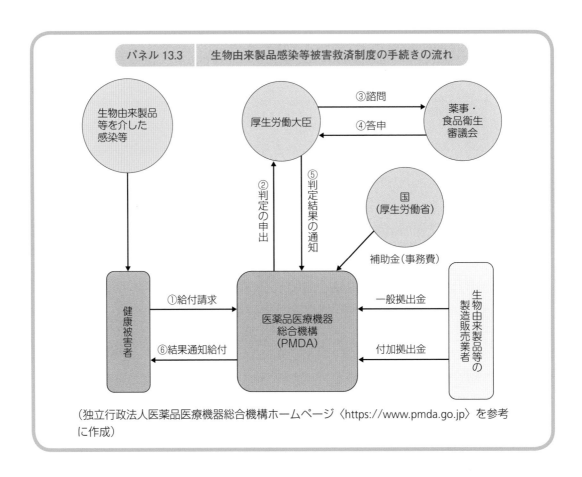

パネル 13.3　　生物由来製品感染等被害救済制度の手続きの流れ

(独立行政法人医薬品医療機器総合機構ホームページ 〈https://www.pmda.go.jp〉 を参考に作成)

4 説明と同意: インフォームド・コンセント

　輸血療法には一定のリスクを伴うことから，リスクを上回る効果が期待されるかどうかを十分に考慮し，適応を決める．輸血量は効果が得られる必要最小限にとどめ，過剰な投与は避ける．輸血を行う際には，患者またはその家族が理解できる言葉で十分に説明し，同意を得た上で同意書を作成する．輸血に関する説明は，当該患者に対する一連の（おおむね1週間）輸血につき1回行うものとする．ただし，再生不良性貧血，白血病等の患者の治療において，輸血の反復の必要性が明らかである場合はこの限りでない．また，緊急その他事前に説明を行うことが著しく困難な場合は，事後の説明でも差し支えない．

パネル 13.4	輸血に関する説明と同意（インフォームド・コンセント）

患者またはその家族が理解できる言葉で，輸血療法にかかわる以下の項目を十分に説明し，同意を得た上で同意書を作成し，一部は患者に渡し，一部は診療録に添付しておく（電子カルテにおいては適切に記録を保管する）．

必要な項目
1 輸血療法の必要性
2 使用する血液製剤の種類と使用量
3 輸血に伴うリスク
4 医薬品副作用被害救済制度・生物由来製品感染等被害救済制度と給付の条件
5 自己血輸血の選択肢
6 感染症検査と検体保管
7 投与記録の保管と遡及調査時の使用
8 その他，輸血療法の注意点

---

5 宗教上の理由により輸血治療を拒否する患者への対応

　日本輸血・細胞治療学会など関連5学会を中心とする宗教的輸血拒否に関する合同委員会は「宗教的輸血拒否に関するガイドライン」を取りまとめて公表した（2008年2月）．輸血治療が必要となる可能性がある患者について，18歳以上，15歳以上18歳未満，15歳未満の場合に分けて，医療に関する判断能力と親権者の態度に応じた対応が整理されているとともに，宗教的輸血拒否者の主張と心理特性への配慮についても言及している．（パネル13.5）

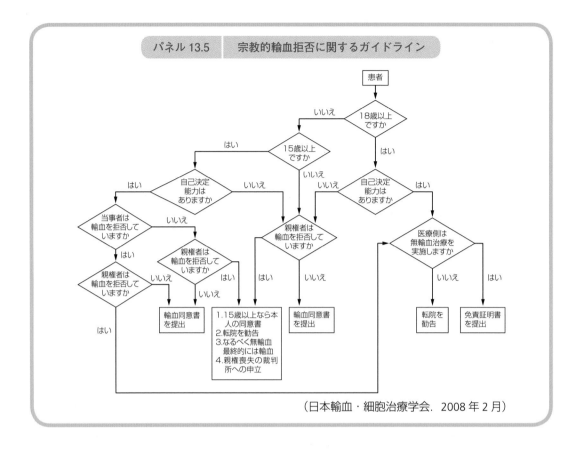

パネル13.5　宗教的輸血拒否に関するガイドライン

（日本輸血・細胞治療学会．2008年2月）

6 血液製剤等に係る遡及調査

　遡及調査とは，病原体の存在が疑われた供（献）血者の過去の供（献）血血液または輸血等により感染が疑われた血液製剤等に関する情報およびこれらの供（献）血血液から製造された血液製剤の情報，当該製剤が投与された患者の感染に係る情報等を収集し，それを科学的に分析・評価することである．調査対象範囲はHBV，HCV，HEVおよびHIVであり，その他の病原体については，実情にあわせて検討を加えることとされている．製剤の種類は輸血用血液製剤および原料血漿，並びに血漿分画製剤（遺伝子組換え製剤を含む）で，院内採血の血液は除かれている．

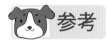参考　「血液製剤等に係る遡及調査ガイドライン」は日本輸血・細胞治療学会のホームページ〈http://yuketsu.jstmct.or.jp〉[8]にて公開されている．

〈河野武弘〉

14 輸血 Q & A

輸血に関してよく寄せられる質問をまとめてみました. 参考文献（第15章 参考図書 参照）の一部は無償でダウンロード可能です. 輸血部門や地域の血液センター学術担当からも入手できます.

Q₁ 標準的な輸血の速度はどのくらいですか？

成人の場合，最初の10分～15分は1 mL/min（60 mL/h），その後は5 mL/min（300 mL/h）程度まで速度を上げることが可能です. 小児の場合，最初の10分～15分は1 mL/kg/h，その後は4～5 mL/kg/h程度まで速度を上げることが可能です. いずれの場合も速度を上げる際には患者の循環動態や他のルートからの輸液量を考慮して速度を調節します.「血液製剤の使用指針」では，新生児・小児における赤血球液輸血に以下の記載があります.「血液バッグ開封後は6時間以内に輸血を完了する. 残余分は破棄する. 1回量の輸血をするのに6時間を超える場合には，使用血液を無菌的に分割して輸血し，未使用の分割分は使用時まで2～6℃に保存する[6]」.

Q₂ 輸血は何ゲージの針まで使用可能ですか？

速やかに輸血をするためには静脈注射針はある程度の径が必要であり，通常は18 G程度が勧められますが，小児や血管が細く穿刺が不可能な場合は23 Gまでは可能です. また，物理的溶血については24 G注射針を通して約0.3 mL/secを超える程度で注入されると赤血球が破壊されやすくなり，22 Gの注射針を使用すると1.5 mL/secを超えるまでは溶血はほとんどないとされています. いずれにしても細い注射針の場合は，溶血による危険性が高まるので，なるべくシリンジポンプなどによる加圧を避けて注意して輸血をすることが肝要です.

Q₃ 薬剤との混注は可能ですか？

薬剤との混注は避け，単独投与とします.
同一ラインから投与してよいのは生理食塩水のみです. 混注した場合に明瞭な問題が起こる

薬剤としては高カロリー輸液など高濃度のブドウ糖含有液（赤血球の凝集によるルート閉塞），デキストランなどの代用血漿や一部の抗菌薬（溶血），解熱鎮痛薬（血小板凝集機能抑制）などがあります[14,15]．

Q4 同じラインから輸血に続いて抗菌薬や他の薬剤を投与する場合にはどうしたらよいですか？

A ルート管理上，輸血の前後に生理食塩水を流すと，相互作用を避けることができます[6,14]．すでに留置された留置針等に接続する場合は，輸血前後に生理食塩水を用いてラインをフラッシュ（リンス）してください．

Q5 赤血球液や血小板製剤はなぜフィルター付きのルート（セット）を使用しなくてはいけないのですか？

A 赤血球液，血小板製剤の中にはフィブリン塊などの微小凝集塊が含まれ，血中に入ると塞栓の原因になるためこれを取り除く濾過目的のフィルター付きのルートが必要です．製剤ごとにルートが異なる理由はその血液が通過できる網目の大きさにフィルターが設定されているためで，フィルター孔サイズは赤血球製剤用が175〜210 μm，血小板用が140〜170 μm です．一般的な輸液セットは，さらに孔のサイズが小さく滴下不良，閉塞の原因となるために輸血に使用できません．製剤に応じたセットを使用してください．血液製剤でも，アルブミンを含む他の血漿分画製剤は，一般的な輸液セットの使用が可能です[6,14]．

Q6 赤血球液を使用する際，輸血セットのフィルター部分をすべて満たさなくてもよいですか？

A フィルター部分をすべて満たさなくても，輸血は行うことが可能です．しかし，フィルター部分をすべて満たしたほうが微小凝集塊の濾過（除去）効率は上がります．フィルターの濾過機能を発揮されるよう，なるべく満たすことをお勧めします[14]．

Q7 洗浄血小板とは何ですか？

A 血小板輸血による蕁麻疹，発熱，呼吸困難，血圧低下，アナフィラキシーなどの副反応を防

止する目的で，血漿因子を除去した洗浄血小板が使用されます．血小板輸血による輸血副反応が2回以上観察された場合，もしくはアナフィラキシーショックなどの重篤な副反応の場合が1回でも観察された場合，一部のABO異型HLA適合血小板を輸血する場合が適応になります[8]．

Q8　RhD陽性の患者にRhD陰性の製剤を使用しても問題はないですか？

A 使用して問題ありません．RhD抗原をもっている患者にRhD抗原をもたないドナーの血液を輸血するので，通常はRhD抗体が産生されることはありません．また，日本赤十字社から供給される製剤は，供血者がRhD抗体を保有していないことが確認されています[6]．

Q9　RhD陰性の患者に新鮮凍結血漿や濃厚血小板を輸血する場合，RhD陽性の製剤を用いてよいですか？

A 新鮮凍結血漿や濃厚血小板の場合も，原則としてRhD陰性患者にはRhD陰性の製剤を使用することが望ましく，特に妊娠可能な女性の場合RhD陰性製剤の使用が推奨されています．しかしRhD抗原は赤血球にのみ発現し，わが国の新鮮凍結血漿や濃厚血小板は赤血球をほとんど含まないため，RhD陰性製剤入手困難時や，妊娠可能な女性以外では使用可能です[6]．

Q10　血小板を振盪しながら保存するのはなぜですか？

A 血小板を振盪させずに置いておくと，血小板自体の代謝によって生じる乳酸が原因でpHが低下し，血小板機能障害がおこり，輸血の効果が低下します．血小板のバッグはガス透過性があり，振盪することによって乳酸と重炭酸との平衡反応で生じた二酸化炭素が放出されやすくなり，pHと血小板機能を保持できるためです[6,14]．

Q11　赤血球液を間違って冷凍庫で保存してしまいました．使用できますか？

A 使用できません．赤血球液は，自記温度計記録計と警報装置が付いた輸血用血液専用の保冷

庫で，2〜6℃で冷蔵保存します．正しく保存できなかった場合は使用できません[14]．

Q12 新鮮凍結血漿を融解したら，白い浮遊物が生じていました．使用できますか？

A 30〜37℃の温湯にて融解します．温度が融解温度に達していない場合は，沈殿（クリオプレシピテート）が析出し，フィルターの目詰まりを起こすことがあります．融解時は温度管理を厳重に行い，完全に融解させることが重要です．また，融解温度が高すぎるとタンパク質の熱変性により，使用できないことがあります．高い温度での融解は凝固因子活性の低下等を招き，本来の輸血効果が得られません[6]．

Q13 加温が必要な場合はどんな時ですか？

A 通常の輸血では，加温する必要はありません．以下の場合等は体温の低下や血圧低下，不整脈等があらわれることがあるので，加温が必要とされています．加温する場合は，37℃を超える加温によりタンパク変性および溶血を起こすことがあるため温度管理には注意が必要です[14]．

- ・100 mL/分を超える急速輸血
- ・成人の30分を超える，50 mL/分以上の速度での大量輸血
- ・心肺バイパス術の復温期
- ・新生児の交換輸血
- ・20 mL/kg/時を超える小児の輸血
- ・重症寒冷自己免疫性溶血性貧血患者への輸血

Q14 クリオプレシピテートとは何ですか？

A クリオプレシピテートとは，FFPより作製される血液製剤で，フィブリノゲンや凝固第VIII因子，von Willebrand因子などを高濃度に含有しています．「大量出血症例に対する血液製剤の適正な使用のガイドライン」では，止血管理の方法として，クリオプレシピテートあるいはフィブリノゲン濃縮製剤の使用が挙げられています[8]．一般的な供給はされていないため，各医療機関において院内調製が必要です[8]．

〈阿部智美・片野めぐみ・平安山知子〉

15 参考図書

（1）よくわかる輸血学　第3版．必ず知っておきたい輸血の基礎知識と検査・治療のポイント．
　　大久保光夫，前田平生/著
　　定価（4,200円＋税），2018年4月，B5判207頁．羊土社．

（2）最新輸血のケアQ＆A　改訂版．リスクマネジメントに役立つ．
　　藤田　浩/著
　　定価（2,400円＋税），2008年12月，B5判135頁．照林社．

（3）わかりやすい周産期・新生児の輸血治療．研修医から専門医まで必修の輸血療法と安全対策．
　　大戸　斉，大久保光夫/編集
　　定価（5,500円＋税），2009年1月，B5変形判248頁．メジカルビュー社．

（4）麻酔科診療プラクティス18．周術期の輸液・輸血療法．
　　稲田英一/編集
　　定価（13,000円＋税），2005年11月，B5判304頁．文光堂．

（5）安全・安心ナースのための輸血ケア．
　　佐藤エキ子，加藤恵子，寺井美峰子，土屋達行/編
　　定価（2,400円＋税），2010年3月，B5判112頁．中山書店．

（6）輸血療法の実施に関する指針　血液製剤の使用指針　血液製剤等に係る遡及調査ガイドライン．
　　注）いずれも重要な指針であり，最新版は日本輸血・細胞治療学会のホームページ（指針/ガイドライン）より参照できます．

（7）写真でわかる輸血の看護技術．輸血療法を安全に，適正に実施するために．
　　村上美好/監修
　　定価（2,500円＋税），2008年10月，B5判100頁．インターメディカ．

（8）日本輸血・細胞治療学会ホームページ．
　　〈http://yuketsu.jstmct.or.jp〉

（9）血液製剤保管管理マニュアル．
　　厚生省薬務局委託事業　血液製剤調査機構血液製剤保管管理マニュアル作成小委員会．
　　1993年．厚生省薬務局．

（10）ポケット版わかりやすいベットサイドの輸血ガイド．
　　日本輸血・細胞治療学会輸血副作用対応ガイド改訂版作成タクスフォース委員会/編
　　定価（2,200円＋税），2015年．A5判144頁．日本輸血・細胞治療学会．

(11) 輸血副作用対応ガイド.

日本輸血・細胞治療学会輸血療法委員会・厚生労働科学研究医薬品・医療機器等レギュラトリーサイエンス総合研究事業研究班.

2011 年.日本輸血・細胞治療学会.

(12) 輸血用血液製剤添付文書集.

2022 年.日本赤十字社.

〈https://jrc.or.jp/mr/pdf/202203tenpubunsho_book.pdf〉

(13) 輸血療法マニュアル改訂 7 版.

日本輸血・細胞治療学会/監修.

2018 年.日本赤十字社.

(14) 輸血用血液製剤取り扱いマニュアル 2019 年 12 月改訂版.

2019 年.日本赤十字社.

〈https://jrc.or.jp/mr/relate/info/pdf/handlingmanual1912.pdf〉

(15) AABB Technical Manual, 20th Edition.

American Association of Blood Banks. USA. 2020.

(16) 日本自己血輸血・周術期輸血学会ホームページ.

〈https://www.jsat.jp〉

(17) 実践・輸血マニュアル.自己血輸血から輸血療法全般の理解を求めて.

脇本信博/編著

定価(3,500 円+税),2012 年 9 月.Ｂ 5 判 255 頁.医薬ジャーナル社.

編集後記

　学会認定・臨床輸血看護師制度は 2010 年に設立され，その年の 12 月に第 1 回認定試験が行われた。その試験前日の講習会における講演スライドを演者の先生方に提供して頂き，このテキストの初版が作成された。2022 年 4 月の時点で第 11 回認定者が追加され，合計 2,012 名の臨床輸血看護師が各医療施設において，輸血医療の指導的立場として活躍している。残念ながら 2020 年は新型コロナウイルス感染症のために新規受験者は募集しなかったが，例年 200 名を越える新規受験生が応募している。この『看護師のための臨床輸血』は，途中で小規模修正はあったが，2017 年に引き続き，今回 2 回目の改訂作業を行った。この改訂第 3 版では，各血液製剤の科学的根拠に基づく適正使用ガイドラインや，「血液製剤の使用指針」および「輸血療法の実施に関する指針」などの最新改正版の紹介や，チーム医療の推進に伴い「多職種連携による輸血療法」の項目を追加した。さらに輸血用語としては「輸血副作用」を，すべて「輸血副反応」に統一した。

　院内の輸血管理体制が整備され，学会認定・臨床輸血看護師が各施設で活躍することによって，血液製剤の適正使用は推進され，廃棄率は減少し，過誤輸血の件数も減少傾向を示し始めている。

　このテキストが，その時代の最新の輸血情報を提供する資料になるように各自で必要な事項を追記していってほしい。

　最後に，このテキストの作成および改訂作業に無償でご協力頂きました先生方や本制度で認定された臨床輸血看護師の皆様および中外医学社の方々に深謝いたします。

　2022 年 7 月

牧野茂義

索 引

かん ご し　　　　　　　　　　りんしょう ゆ けつ
看護師のための臨 床 輪血
がっかいにんてい　りんしょう ゆ けつかん ご し
　　　学会認定・臨 床 輸血看護師テキスト　　　　　Ⓒ

発　行　2011 年　9 月 20 日　　　1 版 1 刷
　　　　2013 年 10 月 15 日　　　1 版 2 刷
　　　　2017 年　9 月 10 日　　　2 版 1 刷
　　　　2018 年 10 月 25 日　　　2 版 2 刷
　　　　2022 年　8 月 30 日　　　3 版 1 刷
　　　　2024 年 11 月　5 日　　　3 版 2 刷

　　　　がっかいにんてい　りんしょう ゆ けつかん ご し せい ど
編　集　学会認定・臨 床 輸血看護師制度
　　　　　　　　　　　　　　　　　　い いんかい
　　　　　　　カリキュラム委員会

発行者　株式会社　中外医学社
　　　　代表取締役　青　木　　滋

　　　　〒 162−0805　東京都新宿区矢来町 62
　　　　電　　話　03−3268−2701（代）
　　　　振替口座　00190−1−98814 番

印刷・製本 / 三報社印刷（株）　　　　　　　　〈MS・YK〉
ISBN 978-4-498-17508-2　　　　　　　　Printed in Japan